······<<< 中医核心知识点－本通系列 >>>······

中医诊断学
核心知识点全攻略

编著　王天芳　杨毅玲　薛晓琳

U0207056

中国健康传媒集团
中国医药科技出版社

内 容 提 要

本书以现行五年制中医药类统编教材《中医诊断学》为蓝本，通过各类图表形式的运用，将所学教材内容进行归纳整理，使其条理清晰、简明扼要、知识点突出，并附有习题及答案，方便掌握。本书适合中医院校学生和中医爱好者、自考者学习参考。

图书在版编目（CIP）数据

中医诊断学核心知识点全攻略／王天芳，杨毅玲，薛晓琳编著 . —北京：中国医药科技出版社，2019.11

（中医核心知识点一本通系列）

ISBN 978－7－5214－1236－9

Ⅰ.①中…　Ⅱ.①王…　②杨…　③薛…　Ⅲ.①中医诊断学　Ⅳ.①R241

中国版本图书馆 CIP 数据核字（2019）第 133566 号

美术编辑　陈君杞
版式设计　南博文化

出版　**中国健康传媒集团** | 中国医药科技出版社
地址　北京市海淀区文慧园北路甲 22 号
邮编　100082
电话　发行：010 - 62227427　邮购：010 - 62236938
网址　www.cmstp.com
规格　880 × 1230mm $\frac{1}{32}$
印张　8 $\frac{1}{8}$
字数　284 千字
版次　2019 年 11 月第 1 版
印次　2019 年 11 月第 1 次印刷
印刷　三河市航远印刷有限公司
经销　全国各地新华书店
书号　ISBN 978 - 7 - 5214 - 1236 - 9
定价　**28.00 元**

获取新书信息、投稿、为图书纠错，请扫码联系我们。

丛书编委会

总 主 编 翟双庆

副总主编 范志霞　王文澜　赵鲲鹏

编　　委（按姓氏笔画排序）

王　玫　　王天芳　　王文澜　　王旭昀

王庆甫　　王新月　　朱　玲　　许筱颖

李　雁　　李赛美　　杨　桢　　杨毅玲

邹纯朴　　罗颂平　　赵　颖　　钟嘉熙

高　琳　　郭　义　　黄　斌　　曹灵勇

温成平　　薛晓琳

出版说明

近年来，国家高度重视中医药事业的发展，中医药在人们健康生活中充当了越来越重要的角色，更多的人愿意选择中医中药，从而使更多的人愿意从事中医药行业的工作。为了帮助读者系统、快速了解中医药学科体系，帮助中医药院校学生、自学应考者，以及中医爱好者和初学者学习重点和去伪存真，我社特别策划出版了本套丛书。

本书的编写单位主要锁定在相关国家级精品课程的公认的重点中医药院校，主编多为国家级或省级精品课程的学科带头人，参编人员为多年从事教学、有丰富教学经验的资深教授，在本学科有一定的影响力，对各种考试考点非常熟悉的教学一线人员。从而，保证了本丛书内容的权威性和专业性。

本套丛书的编写形式以图和表为主，原则为：能用图表说明的一律采用图表形式；可以分条论述的不要成段地罗列论述，使核心知识点一目了然。为方便中医药相关人员准备中医执业医师资格考试、研究生入学考试、中医药院校在校生结业考试、卫生专业资格考试、规培资格考试、继续教育考试，本书中特设置【考点重点点拨】栏目，根据教材本身的特点放于不同位置，书后附有【巩固与练习】，方便读者随学随练，并达到自测的目的。

最后，祝愿使用这套书的中医药考生和爱好者，能有收获！

出版者
2019 年 5 月

前言

中医诊断学是以中医学理论为指导，研究诊察病情、判断病种、辨别证候的基础理论、基本知识和基本技能的一门学科。中医诊断学是衔接中医学基础理论与临床各科之间的桥梁，是中医学专业课程体系中的基础课程与主干课程。无论是中医专业本科生毕业综合考试、全国硕士研究生入学综合考试，还是全国执业医师资格考试、全国卫生专业技术资格考试，或者中医爱好者想自学自考中医，中医诊断学都是必考内容。因此，为了帮助在校本科生或各种应考者在学习、复习中医诊断学这门课程时，能够在较短时间内系统而有重点地掌握大纲所要求的内容，我们本着系统连贯、重点突出、方便实用的原则，以现行的中医学五年制全国统编教材和相应教学大纲为蓝本，结合研究生入学综合考试、执业医师资格考试及卫生专业技术资格考试大纲的要求，将教材中有关章节及其重点、难点的内容进行精简，以图表形式进行介绍，从而达到内容上执简驭繁，形式上直观形象，读起来轻松容易的目的。

本书在编写体例上，在每章的开篇通过"考点重点点拨"，标注了应该掌握和熟悉的内容，使学生明确学习的重点。需要重点鉴别的内容，则以表格的形式进行比照。为了兼顾读者的学习效果，在每节后附有"巩固与练习"，供学生复习参考用。

本书不仅是中医药院校学生学习中医诊断学及各类应考者复习参考用书，也是从事中医诊断学教学者的教参书。同时，对于广大中医爱好者自学入门，也具有一定参考价值。但由于作者水平有限，书中难免存在一些疏漏、不足之处，敬请读者不吝赐教，批评指正！

编　者
2019 年 3 月

目录

绪论 ……………………………………………………… （1）

  一、中医诊断学的主要内容 ……………………………… （1）

  二、中医诊断疾病的基本原理 …………………………… （4）

  三、中医诊断疾病的基本原则 …………………………… （4）

  四、中医诊断学发展简史 ………………………………… （5）

第一章　望诊 …………………………………………… （8）

  第一节　全身望诊 ………………………………………… （8）

    一、望神 ……………………………………………… （8）

    二、望色 ……………………………………………… （10）

    三、望形 ……………………………………………… （13）

    四、望态 ……………………………………………… （14）

  第二节　局部望诊 ………………………………………… （18）

    一、望头面 …………………………………………… （19）

    二、望五官 …………………………………………… （20）

    三、望躯体 …………………………………………… （24）

    四、望四肢 …………………………………………… （25）

    五、望二阴 …………………………………………… （26）

    六、望皮肤 …………………………………………… （27）

  第三节　望排出物 ………………………………………… （31）

    一、望痰涎 …………………………………………… （31）

    二、望呕吐物 ………………………………………… （32）

    三、望大便 …………………………………………… （32）

    四、望小便 …………………………………………… （33）

  第四节　望小儿食指络脉（小儿指纹） …………………… （35）

一、小儿食指络脉的概念及其检测意义 …………… (35)

二、小儿食指络脉的三关定位 ………………… (35)

三、小儿食指络脉的观察方法 ………………… (35)

四、小儿食指络脉的形色变化与意义 …………… (36)

第五节 望舌 ………………………………… (38)

一、舌的形态结构与舌诊原理 ………………… (38)

二、舌诊的方法和注意事项 …………………… (40)

三、舌诊的内容 ………………………………… (42)

第二章 闻诊 …………………………………… (56)

第一节 听声音 ……………………………… (56)

一、声音 ………………………………………… (56)

二、语言 ………………………………………… (58)

三、呼吸 ………………………………………… (59)

四、咳嗽 ………………………………………… (59)

五、胃肠异常声音 …………………………… (60)

第二节 嗅气味 ……………………………… (64)

一、病体之气 …………………………………… (64)

二、病室之气 …………………………………… (65)

第三章 问诊 …………………………………… (68)

第一节 问诊的意义及方法 ………………… (68)

一、问诊的意义 ………………………………… (68)

二、问诊的方法 ………………………………… (68)

第二节 问诊的内容 ………………………… (70)

一、问诊的内容 ………………………………… (71)

二、一般情况 …………………………………… (71)

三、主诉 ………………………………………… (71)

四、现病史 ……………………………………… (72)

五、既往史 ……………………………………… (73)

六、个人生活史 ……………………………………… (74)

七、家族史 ……………………………………………… (75)

第三节 问现在症 …………………………………… (77)

一、问寒热 ……………………………………………… (78)

二、问汗 ………………………………………………… (81)

三、问疼痛 ……………………………………………… (84)

四、问头身胸腹不适 ………………………………… (86)

五、问耳目 ……………………………………………… (89)

六、问睡眠 ……………………………………………… (90)

七、问饮食口味 ……………………………………… (92)

八、问二便 ……………………………………………… (95)

九、问情绪 ……………………………………………… (98)

十、问妇女 …………………………………………… (101)

十一、问男子 ………………………………………… (103)

十二、问小儿 ………………………………………… (104)

第四章 切诊 ………………………………………… (109)

第一节 脉诊 ………………………………………… (109)

一、脉象形成的原理 ………………………………… (109)

二、诊脉部位 ………………………………………… (110)

三、诊脉方法 ………………………………………… (111)

四、脉象八要素 ……………………………………… (112)

五、正常脉象 ………………………………………… (112)

六、病理脉象 ………………………………………… (113)

七、妇人脉与小儿脉 ………………………………… (118)

八、脉诊的临床意义与脉症从舍 …………………… (119)

第二节 按诊 ………………………………………… (123)

一、按诊的方法与意义 ……………………………… (124)

二、按诊的主要内容 ………………………………… (125)

第五章　八纲辨证 ……………………………………（134）

　第一节　八纲基本证候 ………………………………（134）

　　一、八纲及八纲辨证的概念 ………………………（134）

　　二、表里辨证 ………………………………………（135）

　　三、寒热辨证 ………………………………………（136）

　　四、虚实辨证 ………………………………………（138）

　　五、阴阳辨证 ………………………………………（139）

　第二节　八纲证候间的关系 …………………………（143）

　　一、证候相兼 ………………………………………（144）

　　二、证候转化 ………………………………………（145）

　　三、证候真假 ………………………………………（146）

第六章　病因辨证 ……………………………………（150）

　　一、病因辨证的概念 ………………………………（150）

　　二、外感病因辨证的内容 …………………………（151）

第七章　气血津液辨证 ………………………………（159）

　第一节　气病辨证 ……………………………………（159）

　　一、气虚证 …………………………………………（159）

　　二、气陷证 …………………………………………（160）

　　三、气不固证 ………………………………………（160）

　　四、气脱证 …………………………………………（161）

　　五、气滞证 …………………………………………（161）

　　六、气逆证 …………………………………………（162）

　　七、气闭证 …………………………………………（162）

　第二节　血病辨证 ……………………………………（165）

　　一、血虚证 …………………………………………（165）

　　二、血瘀证 …………………………………………（166）

　　三、血寒证 …………………………………………（166）

　　四、血热证 …………………………………………（167）

第三节　气血同病辨证 ……………………………………（169）

　　一、气血两虚证 ……………………………………（170）

　　二、气虚血瘀证 ……………………………………（170）

　　三、气滞血瘀证 ……………………………………（170）

　　四、气不摄血证 ……………………………………（171）

　　五、气随血脱证 ……………………………………（171）

第四节　津液病辨证 ………………………………………（174）

　　一、津液亏虚证 ……………………………………（174）

　　二、津液内停证 ……………………………………（175）

第八章　脏腑辨证 …………………………………………（179）

第一节　心与小肠病辨证 …………………………………（179）

　　一、常见病证 ………………………………………（179）

　　二、常见证候 ………………………………………（179）

　　三、常见证候的临床表现及发生机制 ……………（180）

　　四、常见证候的鉴别诊断 …………………………（184）

第二节　肺与大肠病辨证 …………………………………（187）

　　一、常见病证 ………………………………………（187）

　　二、常见证候 ………………………………………（188）

　　三、常见证候的临床表现及发生机制 ……………（188）

第三节　脾与胃病辨证 ……………………………………（195）

　　一、常见病证 ………………………………………（196）

　　二、常见证候 ………………………………………（196）

　　三、常见证候的临床表现及发生机制 ……………（196）

　　四、常见证候的鉴别诊断 …………………………（203）

第四节　肝与胆病辨证 ……………………………………（205）

　　一、常见病证 ………………………………………（206）

　　二、常见证候 ………………………………………（206）

　　三、常见证候的临床表现及发生机制 ……………（206）

　　四、常见证候的鉴别诊断 …………………………（211）

第五节　肾与膀胱病辨证 …………………………………… (214)

一、常见病证 …………………………………………… (214)

二、常见证候 …………………………………………… (214)

三、常见证候的临床表现及发生机制 ……………… (215)

四、常见证候的鉴别诊断 …………………………… (219)

第六节　脏腑兼证辨证 ……………………………………… (221)

一、常见证候 …………………………………………… (221)

二、常见证候的临床表现及发生机制 ……………… (221)

第九章　其他辨证 ……………………………………………… (232)

第一节　六经辨证 …………………………………………… (232)

一、六经、六经辨证的概念 ………………………… (232)

二、常见证候的临床表现及证候分析 ……………… (233)

三、六经病证的传变 ………………………………… (237)

第二节　卫气营血辨证 ……………………………………… (239)

一、卫气营血辨证的概念 …………………………… (239)

二、常见证候的临床表现及证候分析 ……………… (239)

三、卫气营血病证的传变 …………………………… (241)

第三节　三焦辨证 …………………………………………… (243)

一、三焦辨证的概念 ………………………………… (243)

二、常见证候的临床表现及证候分析 ……………… (243)

三、三焦病证的传变 ………………………………… (245)

第四节　经络辨证 …………………………………………… (246)

一、经络辨证的概念 ………………………………… (246)

二、各经脉病证特点 ………………………………… (246)

第十章　病历书写 ……………………………………………… (248)

一、病历与病历书写的概念 ………………………… (248)

二、病历的意义 ……………………………………… (248)

三、病历的类别 ……………………………………… (248)

绪　论

【考点重点点拨】

1. 掌握症、证、病、辨证的含义及相互关系。
2. 掌握中医诊断疾病的基本原则。
3. 熟悉中医诊断疾病的基本原理。
4. 熟悉重要医家所在的朝代、所写医著的名称及所做的主要贡献。

中医诊断学是根据中医学理论，研究诊察病情、判断病种、辨别证候的基础理论、基本知识、基本技能的一门学科。

诊断 $\begin{cases} 诊——诊察了解 \\ 断——分析判断 \end{cases}$

一、中医诊断学的主要内容

四个部分 $\begin{cases} 诊法 \\ 辨证 \\ 辨病 \\ 病案书写 \end{cases}$　诊法与辨证是本课程学习的重点内容

（一）诊法

（1）含义：中医诊察、收集病情资料的基本方法，概括为四诊。
（2）内容

$$诊法\begin{cases}望诊——运用视觉，观察病人\begin{cases}全身和局部的神、色、形、态、\\排出物\\小儿食指络脉（或称小儿指纹）\\舌象\end{cases}\\[2em]闻诊\begin{cases}运用听觉，听病人语言、呼吸等声音\\运用嗅觉，嗅病人身体及排出物发出的异常气味等\end{cases}\\[2em]问诊——询问病人的\begin{cases}疾病的发生、发展及治疗经过\\既往史\\生活习惯\\当前的主要症状等\end{cases}\\[2em]切诊——运用触觉，切按病人的\begin{cases}动脉脉搏\\身体的有关部位\end{cases}\end{cases}$$

（二）辨证

1. 症

（1）含义：为广义的症状的简称，指患病后出现的各种异常表现，包括症状和体征。

（2）举例

①症状：病人自觉的不适、痛苦，如头痛、耳鸣等。

②体征：检查而发现的病情征象，如面白、脉浮等。

（3）意义：临床辨证与辨病的依据。

2. 证

（1）含义：亦称证候，是对疾病某一阶段病因、病位、病性及病势的概括。

（2）举例：心阴虚证、风寒束肺证、脾肾阳虚证等。

（3）意义：一定程度上反映了疾病当前的病理本质。

3. 辨证

（1）含义：以中医学理论为指导，对四诊所得的资料进行综合分析，判断为某种证的思维过程。

（2）分类：辨证方法有 8 种。

名称	含义
八纲辨证	运用八纲对病人的病情资料进行辨别、分析、判断，从而确定病位的浅深，病性的寒热，病势的盛衰和病类的阴阳
病因辨证	以病因学理论为指导，对病人的病情资料进行辨别、分析、判断，以确定其所反映的证候
气血津液辨证	以气血津液理论为指导，对病人的病情资料进行辨别、分析、判断，以确定其证候
脏腑辨证	以脏腑理论为指导，对病人的病情资料进行辨别、分析、判断，以确定其证候
六经辨证	以六经为纲，对病人的病情资料进行辨别、分析、判断，以确定外感风寒所致疾病的病证及传变规律
卫气营血辨证	以卫、气、营、血为纲，对病人的病情资料进行辨别、分析、判断，以确定外感温热所致疾病的病证及传变规律
三焦辨证	以上焦、中焦、下焦为纲，对病人的病情资料进行辨别、分析、判断，以确定外感温热所致疾病的病证及传变规律
经络辨证	以经络理论为指导，对病人的病情资料进行辨别、分析、判断，以确定其证候

（三）辨病

1. 病

（1）含义：对疾病全过程的特点与规律所作出的概括。

（2）举例：肺痈、痢疾、消渴、痛经等。

2. 辨病

含义：在中医学理论指导下，对四诊所得的资料进行综合分析，辨别为何种疾病，即判断病种，确定病名。

3. 症、证、病的关系

① 证与病表现为症，症为辨证与辨病的依据。

② 病是对疾病全过程规律与特点的概括，证是对疾病某一阶段病理特点的概括。同一种病可表现为不同的证，不同疾病可表现为同一种证。

（四）病案书写

（1）含义：病案又称病历，是临床有关诊疗等情况的书面记录。

（2）意义：病案是临床、医疗、科研、教学、管理和司法的重要资料，书写病案是临床工作者必须掌握的基本技能。

二、中医诊断疾病的基本原理

$$三大基本原理\begin{cases}司外揣内\\见微知著\\以常衡变\end{cases}$$

基本原理	含义	机制
司外揣内（以表知里）	观察、分析病人的外部表现，就可以测知其体内的病理变化	"有诸内必形诸外"，人体内部的生理活动、病理变化必然反应于人体外部。所以，观察机体表现的各种外象，便可测知人体内部脏腑功能强弱及气血阴阳盛衰，判断疾病情况
见微知著	观察局部的、微小的变化，可以测知整体的、全身的病变	因为人体是一个不可分割的有机整体，其任何一部分都与整体或其他部分密切联系，因而局部可反映整体的生理、病理信息
以常衡变	以正常的状况为标准，就可发现太过或不及的异常变化	以健康人体的表现或状态去衡量病人，就可发现病人的异常之处及病变所在，从而为作出正确的诊断提供线索和依据

三、中医诊断疾病的基本原则

$$三大基本原则\begin{cases}整体审察\\四诊合参\\病证结合\end{cases}$$

基本原则	含义
整体审察	人体是一个有机的整体，人体与外界环境也是统一的，诊断疾病时，应重视病人的整体病理联系及环境对人体病变的影响
四诊合参	望、闻、问、切四诊分别从不同角度收集病情资料，不能互相替代，且临床疾病复杂多变，在诊察疾病时应诸法参用，四诊并重，全面收集病情资料
病证结合	辨病和辨证都很重要，临床上应病证合参，将辨病与辨证相结合进行疾病诊断

四、中医诊断学发展简史

朝代	医家	医著	贡献
公元前 3 世纪		《黄帝内经》	春秋战国至秦汉时代医疗经验和理论的总结，奠定了望、闻、问、切四诊及辨证辨病的基础
西汉	淳于意	所治疗的 25 个病案被《史记·扁鹊仓公列传》记载	首创诊籍（病案），记录病人的姓名、居址、病状及方药等，作为诊疗的原始资料
东汉	张仲景	《伤寒杂病论》	以六经论伤寒，脏腑论杂病，为系统论述辨证论治的经典著作
	华佗	《中藏经》	论症、论脉、论脏腑寒热虚实及生死顺逆之法
西晋	王叔和	《脉经》	我国现存最早的脉学专著，集西晋以前脉学之大成，分述三部九候、寸口、二十四脉等脉法
隋代	巢元方	《诸病源候论》	我国第一部论述病源与病候诊断的专著
宋代	陈言	《三因极一病证方论》	创三因学说，是病因、辨证、理法较为完善的著作
	施发	《察病指南》	诊法专著，绘脉图 33 种
元代	滑寿	《诊家枢要》	脉学专著，以浮、沉、迟、数、滑、涩六脉为纲归类脉象
	杜清碧	《敖氏伤寒金镜录》	我国现存最早的文图并用的舌诊专著
	危亦林	《世医得效方》	论述危重疾病的十怪脉
	戴起宗	《脉诀刊误集解》	脉学专著，对《脉诀》谬误之处，详为纠正
明代	李时珍	《濒湖脉学》	取诸家脉学之精华，详述 27 脉之脉体、主病和同类脉的鉴别
	张景岳	《景岳全书》	其中的"脉神章""十问歌"及"二纲六变"对后世影响甚大
	李延昰	《脉诀汇辨》	脉学专著，详述 28 脉之体态、主病、相兼脉等
清代	叶天士	《外感温热篇》	创温病的卫气营血辨证
	吴鞠通	《温病条辨》	创温病的三焦辨证
	周学海	《重订诊家直诀》	重点论述 24 脉的脉象、指法及主病
	喻嘉言	《寓意草》	载有"议病式"，为中医病历书写的雏形
近代	曹炳章	《彩图辨舌指南》	舌诊专著，集历代医家论舌于一书，并附彩色舌图
	陈泽霖	《舌诊研究》	用现代医学方法系统阐述和研究舌诊的专著
	赵金铎	《中医症状鉴别诊断学》	从症状学角度对中医辨证理论和实践进行研究的一部学术专著
	赵金铎	《中医证候鉴别诊断学》	从证候学角度对中医辨证理论和实践进行研究的一部学术专著

巩固与练习

一、选择题

（一）A 型题

1. 中医诊断学的三大原则是（　　　）

    A. 整体审察、诸诊合参、病证结合

    B. 舍症从脉、舍脉从症、脉症合参

    C. 辨证求因、审因论治、依法处方

    D. 证候真假、证候错杂、四诊合参

    E. 表里出入、寒热转化、虚实转化

2. 下述哪项不属于四诊的内容（　　　）

    A. 切脉　　　　　　　B. 诊舌　　　　　　　　C. 诊病

    D. 察神　　　　　　　E. 嗅气味

（二）B 型题

    A. 心肾阳虚　　　　　　　　　B. 口苦脉弦数

    C. 气虚头痛　　　　　　　　　D. 发热恶寒出疹

    E. 消渴

3. 属于病名的是（　　　）

4. 属于证候的是（　　　）

（三）X 型题

5. 体征是指（　　　）

    A. 肝肾阴虚　　　　　　　　　B. 脉浮

    C. 面色淡白　　　　　　　　　D. 下肢浮肿

    E. 膀胱湿热

二、名词解释

1. 辨证

2. 见微知著

3. 四诊合参

三、问答题

1. 何谓诊断？

2. 中医诊断学的内容主要有哪些？

3. 中医诊断学的基本原理是什么？

4. 中医诊断学的基本原则是什么？

5. 试述病、症、证三者的区别及联系。

6. 试述《脉经》《诸病源候论》《察病指南》《外感温热篇》各书的作者及所在朝代。

一、选择题

1. A　2. C　3. E　4. A　5. BCD

二、名词解释（略）

三、问答题（略）

第一章　望　诊

第一节　全身望诊

【考点重点点拨】

1. 掌握得神、少神、失神、假神、神乱的概念、常见表现及临床意义。

2. 掌握常色、主色、客色和病色、善色、恶色的概念及特征。

3. 掌握五种病色的特征和主病。

4. 熟悉面部色诊的原理；熟悉《素问·刺热》和《灵枢·五色》两篇中有关面部分候脏腑的内容。

5. 熟悉望形体的内容及临床意义。

6. 熟悉望姿态内容及临床意义。

一、望神

（一）望神的意义

了解精气盛衰和病情轻重 $\begin{cases} 神旺——精气充盛 \begin{cases} 健康 \\ 病轻 \end{cases} \\ 神衰——精气亏虚，病重 \end{cases}$

（二）望神的要点及重点

（1）要点：①面目。②色泽。③神情。④体态。

（2）重点：望眼神。

（三）望神的方法

方法 { ①集中注意力
②观察迅速、敏捷
③注意病人自然时的表现 }

（四）神的分类及判断

五类 {
得神（有神）——提示精气充盛，体健神旺，见于健康或病轻者
少神（神气不足）——提示精气不足，功能减退，见于虚证或疾病恢复期者
失神（无神）{ 精亏神衰——提示精气大伤，功能衰减，见于久病重病者
邪盛神乱 { 热扰神明，邪陷心包
肝风挟痰蒙蔽清窍 } 见于急性病重者 }
假神（垂危病人出现精神暂时好转的假象）——提示阴阳即将离决，回光返照，见于危重病者
神乱（神志失常）——多见于癫、狂、痫、痴呆等病
}

得神、少神、失神、假神鉴别表

	得神	少神	失神	假神
目光	灵活明亮精彩内含	目光晦滞	目无光彩瞳神呆滞	目似有光，但眼球呆滞，不灵活
面色	荣润含蓄	暗淡少华	晦暗暴露	原是晦暗或苍白，忽然泛红如妆
表情	神情自然	精神不振	精神萎靡表情呆板	原是精神衰颓，突然一时精神振作
体态	动作自如	反应灵敏肢体倦怠	动作迟缓体态异常	反应迟钝久病卧床，不能自转侧
意识	神识清楚	思维迟钝	意识朦胧	原是神昏，突然烦躁不安
言语	言语清晰	声低少语	语声断续语无伦次	原是声微断续，不欲言语，突然声高多语不休

续表

	得神	少神	失神	假神
临床意义	精气充盛，健康或病轻	精气不足，见虚证或病后恢复期	正气大伤，精气亏损，病情严重，预后不佳	脏腑精气耗竭殆尽，阴阳即将离决，常见于临终之前

神乱常见疾病的临床表现和意义

疾病	临床表现	临床意义
癫病	表情淡漠，神识痴呆，抑郁不乐，喃喃自语，哭笑无常	痰蒙心神；或先天禀赋不足
狂病	躁扰不宁，狂躁妄动，打人毁物，登高而歌，弃衣而走	痰火扰神
痫病	突然昏倒，口吐涎沫，牙关紧闭，四肢抽搐，醒后如常	肝风挟痰，蒙闭心神
痴呆	病善忘迟钝，淡漠寡言，闭户独处，甚至呆傻愚笨，行为举止失常	痰蒙心神，多见于老年人

二、望色

（一）面部色诊的原理

（1）色、泽的意义

望色
- 色
  - 含义：色——颜色，色调变化，即青、赤、黄、白、黑五种色调
  - 意义：属血属阴，反映病性和不同脏腑的疾病
- 泽
  - 含义：泽——光泽，明度变化，即肤色的荣润或枯槁
  - 意义：属气属阳，反映脏腑精气的盛衰，判断疾病轻重和预后

（2）望色原理 { 脏腑精气上荣于头面，面部血脉丰盛 / 各脏腑在面部都有其相应的分候区 } 了解脏腑气血之盛衰

（3）面部分候脏腑：面部不同部位分候不同的脏腑。

```
                          ┌ 左颊：肝
                          │ 右颊：肺
            《素问·刺热》分候法┤ 额：心
                          │ 鼻：脾
                          └ 颏：肾
   划分法┤
                                              ┌ 前额：庭、颜
                                              │ 眉间：阙
                          ┌ 面部不同部位命名┤ 鼻：明堂
            《灵枢·五色》分候法┤              │ 颊侧：藩
                          │                  └ 耳门：蔽
                          └ 脏腑分候方法见下表
```

《灵枢·五色》面部名称及所候脏腑

面部名称		所候脏腑	面部名称		所候脏腑
现用名称	《灵枢·五色》名称		现用名称	《灵枢·五色》名称	
额	庭（颜）	首面	鼻尖	肝下（面王、准头）	脾
眉心上	阙上	咽喉	鼻翼旁	面王以上	小肠
眉心	阙中	肺	鼻翼	方上	胃
鼻根	阙下（下极、山根）	心	颧骨下	中央	大肠
鼻柱	下极之下（直下、年寿）	肝	颊	夹大肠	肾
鼻柱旁	肝部左右	胆	人中	面王以下	膀胱，子处

（二）常色与病色

		常色		病色
含义		正常生理状态时面部的色泽		人体在疾病状态时面部的色泽
特点		以明润、含蓄为特点		以晦暗、暴露为特点
分类	主色	人生来就有的基本面色，属个体素质，一生基本不变。中国人是红黄隐隐，明润含蓄	善色	面色虽有异常，但光明润泽。说明病变尚轻，脏腑精气未衰，胃气尚能荣于面，多见于新病、轻病、阳证，其病易治，预后较好
	客色	因各种不同因素影响，面色发生暂时变化如四季变化是春稍青，夏稍红，长夏稍黄，秋稍白，冬稍黑	恶色	面色异常，且晦暗枯槁。说明病情深重，脏腑精气已衰，胃气不能上荣于面，多见于久病、重病、阴证，其病难治，预后较差

《内经》以取类比象的方法来形容面色的"平、病、善、恶"。据《素问·五脏生成》中对正常面色（常色）、轻病面色（善色）、重病面色（恶色）的有关论述，列表鉴别如下：

五色	五脏	正常面色（常色）	轻病面色（善色）	重病面色（恶色）
赤	心	如以缟裹朱	如鸡冠	如衃血
白	肺	如以缟裹红	如豕膏	如枯骨
黄	脾	如以缟裹栝楼实	如蟹腹	如枳实
青	肝	如以缟裹绀	如翠羽	如草兹
黑	肾	如以缟裹紫	如乌羽	如炲

（三）五色主病

五色	主病	鉴别
青色	瘀血、气滞、寒证、痛证、惊风	面唇青紫：心阳虚衰，血行瘀阻；或肺气闭塞，呼吸不利。面色青灰：心阳暴脱，心血瘀阻。面色青黄：肝郁脾虚。面色淡青或青黑：寒盛、痛剧。小儿眉间、鼻柱、唇周色青：惊风
赤色	热证，亦可见于戴阳证	满面通红：实热证。午后颧部发红：虚热证。久病重病面色苍白，却颧颊部嫩红如妆，游移不定：戴阳证
白色	虚证、寒证、失血证	面色淡白无华：血虚证，或失血证。面色㿠白虚浮：阳虚（水泛）证。面色苍白：阳气暴脱，或阴寒内盛
黄色	脾虚、湿证	面色萎黄（淡黄而晦暗不泽）：脾胃气虚，气血不足。面色黄胖（淡黄而虚浮）：脾虚湿蕴。黄疸（面目一身俱黄）：湿邪内阻。阳黄（黄色鲜亮，如橘色）者，属湿热为患；阴黄（黄色晦暗如烟熏）者，属寒湿为患
黑色	肾虚、寒证、水饮、血瘀	面黑暗淡：肾阳虚。面黑干焦：肾阴虚。眼眶周围色黑：肾虚水饮，或寒湿带下。面色黎黑，肌肤甲错：血瘀日久

（四）望色十法

由清代医家汪宏在《望诊遵经》中提出，即浮沉、清浊、微甚、散抟、泽夭。

十法	特点	主病	动态变化
浮	面色显于皮肤之间	表证	浮→沉：表邪入里
沉	面色隐于皮肤之内	里证	沉→浮：里邪出表
清	面色清明	阳证	清→浊：阳证转阴

十法	特点	主病	动态变化
浊	面色暗浊	阴证	浊→清：阴证转阳
微	面色浅淡	虚证	微→甚：因虚致实
甚	面色深浓	实证	甚→微：实证转虚
散	面色疏散	新病	散→抟：邪气渐聚
抟	面色壅滞	久病	抟→散：邪气将解
泽	面色润泽	轻病	泽→夭：精气渐衰
夭	面色枯槁	重病	夭→泽：精气渐复

三、望形

（一）望形诊病的原理

（1）原理 { 形体与脏腑密切相应 { 形体赖脏腑精气充养 / 脏腑精气盛衰和功能强弱可通过形体反映于外 }

不同的体质形态其阴阳盛衰不同 { 对疾病的易感性不同 / 疾病后的发展转归也不同 }

（2）意义

诊察 { 脏腑的虚实 / 气血的盛衰 / 抗病能力的强弱 / 对某些疾病的易感性和预后 } 内盛则外强，内衰则外弱

（二）望形体的内容

望形体 { 强弱：体强、体弱 / 胖瘦：体胖、体瘦 / 体质形态：阴脏人、阳脏人、平脏人 / 异常表现：各种形体畸形（具体表现和意义详见局部望诊） }

1. 强弱

	特征	意义
体强	骨骼粗大，胸廓宽厚，肌肉充实，皮肤润泽	内脏坚实，气血旺盛，抗病力强
体弱	骨骼细小，胸廓狭窄，肌肉瘦削，皮肤枯槁	内脏脆弱，气血不足，抗病力弱

2. 胖瘦

		特征	意义
体胖 （体重超过正常标准20%以上）		胖而能食，肌肉坚实，神旺有力	形气有余，身体健康
		胖而食少，肉松皮缓，身疲乏力	形盛气虚，多痰多湿
体瘦 （体重低于正常标准10%以上）		形瘦食多	中焦有火
		形瘦食少	中气虚弱
		久病卧床不起，骨瘦如柴	脏腑精气衰竭，属病危

3. 体质形态

体质是个体在生长发育过程中形成的形体结构与功能方面的特殊性。

体质形态	特征	意义
阴脏人	体型偏于矮胖，头圆颈粗，肩宽胸厚，身体姿势多后仰	阳较弱而阴偏旺，患病易从阴化寒
阳脏人	体型偏于瘦长，头长颈细，肩窄胸平，身体姿势多前屈	阴较亏而阳偏旺，患病易于从阳化热
平脏人	体型介于阴脏人和阳脏人之间	阴阳平衡，气血调匀，为阴阳平和之人

四、望态

又称望姿态。通过观察病人的动静姿态、体位变化和异常动作以诊察病情。

（一）望态诊病的原理

（1）原理 ⎰ 病人的动静姿态与阴阳盛衰和寒热虚实关系密切 ⎰ 躁动不安——阳、热、实证
⎱ 喜静懒动——阴、寒、虚证
肢体的异常动作常与一定的疾病有关

（2）意义 $\begin{cases} 判断病性 \\ 确定病位 \end{cases}$

（二）望姿态的内容

望姿态 $\begin{cases} 动静姿态：坐形、卧式、立姿、行态 \\ 衰惫姿态 \\ 异常动作 \end{cases}$

1. 动静姿态

（1）一般规律

望姿态八法 $\begin{cases} 动、强、仰、伸——多属阳、热、实 \\ 静、弱、俯、屈——多属阴、寒、虚 \end{cases}$

（2）内容

动静姿态	特征	意义
坐姿	坐而仰首，喘粗痰多	肺实气逆，如哮病、肺胀
	坐而喜俯，少气懒言	肺虚，或肾不纳气
	坐而不能卧，卧则气逆，呼吸困难	肺有伏饮，或心阳不足，水气凌心
	坐时以手抱头，头倾不能昂，凝神熟视	精神衰败
	坐则晕眩，不耐久坐	肝阳化风，或气血俱虚
卧姿	卧时面常向里，喜静懒动，身重不能转	多属阴、寒、虚证
	卧时面常向外，躁动不安，身轻自能转侧	多属阳、热、实证
	仰卧伸足，掀去衣被	实热证
	蜷卧缩足，喜加衣被	虚寒证
	坐卧不安	烦躁之征，或腹满胀痛所致
	咳逆倚息不得卧	内有伏饮
立姿	站立不稳，其态似醉，并眩晕	肝风内动，或脑有病
	不耐久站，站时欲靠它物支撑	气血虚
	站时两手扪心	心虚怔忡
	两手护腹，俯身前倾	腹痛之征
行姿	以手护腰，弯腰曲背，行动艰难	腰腿病
	行走之际，突然止步不前，以手护心	脘腹痛，或心痛

2. 衰惫姿态

表现	意义
头部低垂，目陷无光	精气神明将衰惫之象
后背弯曲，两肩下垂	心肺宗气将衰惫之象
腰酸软疼痛不能转动	肾将衰惫之象
两膝屈伸不利，行则俯身扶物	筋将衰惫之象
不能久立，行则振摇不稳	骨将衰惫之象

3. 异常动作

表现	意义
唇、睑、指、趾颤动	动风先兆，或气血不足，筋脉失养
四肢抽搐，角弓反张	肝风内动，见于热极生风，或小儿惊风
恶寒战栗	伤寒欲作战汗，或疟疾发作
猝然跌倒，口眼㖞斜，半身不遂	中风病
猝倒神昏，口吐涎沫，四肢抽搐，醒后如常	痫病
肢体软弱，行动不便	痿病
关节肿痛，屈伸不利	痹病

巩固与练习

一、选择题

（一）A 型题

1. 望神的重点是（　　　）

    A. 语言　　　　　B. 动态　　　　　C. 应答反应

    D. 表情　　　　　E. 目光

2. 哪项不是"得神"的表现（　　　）

    A. 语言清晰　　　　　　　　B. 反应灵敏

    C. 颧赤如妆　　　　　　　　D. 呼吸平稳

    E. 肌肉不削

3. 久病精气衰竭的病人，突然精神好转，食欲大增，颧赤如妆，语言不休，此属（　　　）

    A. 有神　　　　　B. 无神　　　　　C. 假神

D. 神志异常　　 E. 少神

4. 哪项不属于青色主病（　　）

    A. 寒证　　　　 B. 虚证　　　　 C. 痛证

    D. 瘀血　　　　 E. 惊风

5. 满面通红多见于（　　）

    A. 戴阳证　　　　　　　　 B. 实热证

    C. 虚热证　　　　　　　　 D. 血瘀证

    E. 气滞证

6. 肝郁脾虚病人的面色应见到（　　）

    A. 青黄　　　　 B. 萎黄　　　　 C. 青紫

    D. 面黄如橘　　 E. 晦暗

7. 小儿惊风的典型面色是（　　）

    A. 面色淡青或青紫

    B. 面色与口唇青紫

    C. 眉间、鼻柱、唇周发青

    D. 面色青黄

    E. 面色白而泛红如妆

（二）B 型题

A. 痰气郁结　　　　　　　　 B. 痰火扰神

C. 肝阳上亢　　　　　　　　 D. 肝风内动

E. 肝风挟痰

8. 痫病的病机为（　　）

9. 狂病的病机为（　　）

（三）X 型题

10. 肝风内动的表现有（　　）

    A. 颈项强直　　　　　　　 B. 角弓反张

    C. 四肢抽搐　　　　　　　 D. 肢体软弱

    E. 牙关紧急

二、名词解释

1. 少神

2. 假神

3. 癫病

4. 客色

三、问答题

1. 怎样鉴别得神、少神、失神及假神?

2. 何谓常色? 常色有何特征? 简述中国人常色的特点。

3. 何谓客色? 简述四季客色的特点。

4. 何谓善色、恶色? 辨面色的善恶有何意义?

5. 试述五色主病。

6. 判断形体的强与弱有何临床意义?

7. 试述常见异常动作的表现及意义。

参考答案

一、选择题

1. E　2. C　3. C　4. B　5. B　6. A　7. C　8. E　9. B　10. ABCE

二、名词解释（略）

三、问答题（略）

第二节　局部望诊

【考点重点点拨】

1. 掌握小儿囟门、颜面、头发、目、口唇的常见表现及临床意义。

2. 掌握全身皮肤色泽变化及斑疹的表现和鉴别。

3. 熟悉耳、鼻、齿与龈、咽喉的常见表现及临床意义。

4. 熟悉颈项、胸胁、腹部、腰背部、四肢、二阴的常见病理体征及意义。

5. 熟悉白㾦、湿疹、疮痈的形态特征和临床意义。

一、望头面

（一）望头部

异常表现		特征	临床意义
头形	巨颅	头形过大，并伴智力发育不全	先天不足，肾精亏损或脑积水
	小颅	头形过小，并伴智力低下	先天不足，肾精亏损
	方颅	小儿前额左右突出，头顶平坦，颅呈方形	肾精不足，脾胃虚弱，多见于佝偻病
囟门	囟陷	囟门凹陷	虚证：吐泻伤津，气血不足和先天精气亏虚、脑髓失充
	囟填	囟门高突	实证：温病火邪上攻；脑髓病变；颅内水液停聚
	解颅	囟门迟闭，骨缝不合	肾气不足，发育不良，多见于佝偻病
头的动态	头摇	头摇不能自主	动风先兆，或气血不足，筋脉失养
头发	发黄	发黄干枯，稀疏易落	精血不足
		小儿发黄稀软，生长迟缓	先天不足，肾精亏虚
		小儿发结如穗，枯黄无泽	疳积病
	发白	青年发白	肾虚；劳神伤血；先天禀赋
	脱发	突然片状脱发	斑秃；血虚受风
		青壮年头发稀疏易落，伴健忘、腰膝酸软	肾虚
		伴头发发痒、多屑、多脂	血热化燥

（二）望面部

异常表现	特征	临床意义
面肿	面部浮肿 若 { 眼睑头面先肿，上半身肿甚 / 下肢足部先肿，下半身肿甚	水肿病 阳水。外邪侵袭，肺失宣降 阴水。脾肾阳虚，水湿内停
	面部红肿热痛，色如涂丹	抱头火丹。风热火毒上攻
腮肿	一侧或双侧腮部突然肿起疼痛，以耳垂为中心，边缘不清，按之有柔韧感	痄腮。外感风温毒邪
	颧骨之下，腮颌之上，耳前一寸三分发疽	发颐。阳明经热毒上攻
口眼歪斜	一侧口眼歪斜，面肌弛缓，额纹消失	风邪中络（不兼半身不遂），或中风病（兼半身不遂）

续表

异常表现	特征	临床意义
特殊面容	面部表情惊恐	惊恐貌。见小儿惊风，或狂犬病，或瘿瘤
	面肌痉挛呈现的苦笑面容	苦笑貌。见新生儿脐风，或破伤风
	面部出现凸凹不平的结节	狮子面。见麻风病

二、望五官

（一）望目

1. 五轮学说

目与五脏六腑皆有联系，可诊察脏腑精气的盛衰。

$$
\text{五轮学说（眼的五脏分属）}
\begin{cases}
\text{两眦血络——血轮——心} \\
\text{白睛——气轮——肺} \\
\text{黑睛——风轮——肝} \\
\text{瞳仁——水轮——肾} \\
\text{眼睑——肉轮——脾}
\end{cases}
$$

2. 内容

望目应观察目神、目色、目形、目态。目神的异常表现及临床意见详见"一、望神"。

项目	异常表现特征		临床意义
目色	目赤肿痛	白睛赤	肺火或外感风热
		目眦赤痛	心火
		全目赤肿	肝经风热
		睑缘赤烂	脾经湿热
	白睛发黄		黄疸。湿热内盛或寒湿内蕴
	目眦淡白		血虚或失血
	目胞色黑晦暗		肾虚

续表

项目	异常表现特征	临床意义
目形	目胞浮肿	水肿。但低枕睡眠后一时性胞睑微肿不属病态
	眼窠凹陷	伤津耗液，气血不足或脏腑精气竭绝
	眼球突出（双眼突出）	肺胀或瘿瘤
	眼球突出（单眼突出）	肿瘤恶候
	睑缘肿起结节如麦粒，红肿较轻（针眼）胞睑漫肿，红肿较重（眼丹）	风热邪毒，或脾胃蕴热
目态	瞳孔缩小（瞳孔的直径小于2mm）	肝胆火炽，或中毒，如川乌、草乌、毒蕈、有机磷类农药
	瞳孔散大（瞳孔的直径大于5mm）	肾精耗竭（病危）或青风内障（青光眼）
	两侧瞳孔完全散大	临床死亡指征
	瞪目直视（两眼固定前视，神志昏迷）	脏腑精气将绝，属病危
	戴眼反折（两目上视，不能转动）	肝风内动或太阳经绝证，属病危
	横目斜视	肝风内动
	昏睡露睛	脾气虚弱见于吐泻伤津和慢脾风的患儿
	胞睑下垂（睑废）	先天不足、脾肾亏虚

（二）望耳

诊察肾、胆和全身的病变。

主要是观察耳的色泽、形态及耳道病变。

项目	异常表现特征	临床意义
耳色	耳轮淡白	气血亏虚
	耳轮红肿	肝胆湿热；热毒上攻
	耳轮青黑	阴寒内盛，剧痛
	耳轮焦黑干枯	肾精亏耗，属病重。见温病后期耗伤肾阴及下消
	小儿耳背有红络，耳根发凉	麻疹将出的先兆
耳形	耳廓瘦薄	先天亏虚，肾气不足
	耳轮干枯萎缩	肾精耗竭
	耳轮甲错	久病瘀血
耳道	脓耳（耳内流黄脓）	肝胆湿热

（三）望鼻

诊察肺与脾的病变。

望鼻应注意鼻的色泽、形态及鼻道病变。

项目	异常表现特征	临床意义
色泽	鼻端色赤	肺脾蕴热
	鼻端色青	阴寒腹痛
	鼻端晦暗枯槁	胃气已衰，属病重
形态	鼻头红肿生疖	胃热或血热
	酒渣鼻（鼻端生红色粉刺）	肺胃蕴热
	鼻柱溃陷	梅毒病或麻风恶候
	鼻翼煽动	肺热或哮喘病
鼻道	鼻流清涕	外感风寒
	鼻流浊涕	外感风热
	鼻久流腥臭脓涕（鼻渊）	外感风热，或胆经蕴热上攻于鼻
	鼻腔出血（鼻衄）	肺胃蕴热

（四）望口与唇

可诊察脾与胃的病变。

望口与唇主要是观察色泽、形态与动态的变化。

项目	异常表现特征	临床意义
色泽	淡白	血虚或失血
	深红	实热证
	樱桃红	煤气中毒
	青紫	瘀血（心气、心阳虚衰或严重呼吸困难）
	青黑	寒盛或痛极
形态	口唇干燥	津液已伤
	口唇糜烂	脾胃积热
	口角流涎	小儿—脾气虚弱 成人—中风口喝
	口疮（口腔糜烂） 鹅口疮（小儿口腔、舌上满布白斑如雪片）	心脾积热 湿热秽浊之气上蒸于口

项目	异常表现特征	临床意义
动态	口撮	新生儿脐风
	口噤	实证，见于痉病、破伤风等
	口㖞	风痰阻络
	口角瞤动	动风之象

（五）望齿与龈

诊察胃、肾的病变，对温病的辨证有重要意义。

观察时应注意其色泽、形态和牙齿的脱落情况等。

项目	异常表现特征	临床意义
齿	牙齿干燥如石	阳明热甚，津液大伤
	牙齿干燥如枯骨	肾阴枯竭、精不上荣
	牙齿松动，齿根外露	肾虚
	牙关紧急	风痰阻络或热极生风
	睡中咬牙啮齿	胃热或虫积
	牙齿有洞、腐臭	龋齿
龈	龈色淡白	血虚或失血
	牙龈红肿疼痛	胃火亢盛
	牙缝出血（齿衄）	胃火亢盛；脾虚血失统摄；肾虚虚火上炎

（六）望咽喉

诊察肺、胃、肾的病变。

观察时应注意其色泽、形态变化和有无脓点、假膜等。

项目	异常表现特征	临床意义
色、形	咽部深红，肿痛明显	肺胃热毒壅盛
	咽部嫩红，肿痛不甚	肾阴虚，虚火上炎
	咽部一侧或两侧喉核红肿疼痛，甚者溃烂有黄白色脓点	乳蛾。肺胃热盛
	咽喉有灰白色假膜，拭之不去，重剥出血，很快复生	白喉。感染疫毒时邪，多见于儿童，属烈性传染病

三、望躯体

（一）望颈项

望诊时应注意观察颈项部有无包块、外形以及动态等变化。

项目			异常表现特征	临床意义
外形			颈侧颌下耳后有肿块如豆，累累如串珠	瘰疬。肺肾阴虚，虚火灼津，结成痰核或外感风火时毒，夹痰结于颈部
			颈前结喉处肿块突起，随吞咽移动	瘿瘤。肝气郁结，气结痰凝；或与地方水土有关
动态	项强		头项强痛不舒，兼恶寒发热	外感风寒，太阳经脉郁滞
			项部强直不能前俯，兼壮热神昏抽搐	温病火邪上攻；或脑髓有病
			睡醒后项部拘急疼痛不舒	落枕
	项软		小儿颈项软弱，抬头无力	先天不足，肾精亏损，见于佝偻病
			重病颈项软弱，头垂不抬	脏腑精气衰竭，属病危
	颈脉异常		安静时颈动脉搏动明显	肝阳上亢或血虚重症
			坐位时颈静脉怒张，卧时更甚	心血瘀阻，肺气壅滞；或心肾阳虚，水气凌心

（二）望胸胁

可诊察心、肺、乳房的病变和宗气的盛衰。

应注意观察胸廓外形变化和呼吸运动有无异常等。

项目	异常表现特征	临床意义
外形	扁平胸	肺阴虚、气阴两虚，或体弱
	桶状胸	久病咳喘，肺气不宣
	肋如串珠	肾气不足，发育不良。见于佝偻病
	乳房红肿热痛，甚则破溃流脓	乳痈。肝气不舒、胃热壅滞，或外感邪毒
呼吸	吸气时间延长	吸气困难，见于急喉风或白喉重症
	呼气时间延长	呼气困难，见于哮喘或肺胀
	呼吸急促，胸廓起伏显著	实证
	呼吸微弱，胸廓起伏不显著	虚证

（三）望腹部

可诊察内脏病变和气血盛衰。

应注意观察腹部的外形变化，如是否对称，有无隆起、凹陷、青筋暴露，以及脐部的异常等情况。

异常表现特征		临床意义
腹部膨隆	单腹臌胀，四肢消瘦	臌胀。肝郁脾虚，血瘀水停
	腹部胀满，周身俱肿	水肿。肺、脾、肾三脏功能失调
	腹部局部膨隆	积聚。须结合按诊进行分辨
腹部凹陷（亦称舟状腹）		新病——剧烈吐泻，津液大伤 久病——脏腑精气耗竭，病危之象
腹部青筋暴露		臌胀的表现
水肿、臌胀病人脐突		脾肾虚衰，属病重

（四）望腰背部

可诊察脏腑经络的病变。

望腰背时应注意观察脊柱及腰背部有无形态异常及活动受限。

异常表现特征	临床意义
驼背（又名龟背）	肾气亏虚，发育异常；或脊椎疾患
脊柱侧弯	坐姿不良，或肾精亏损
腰部拘急、转侧不利	寒湿侵袭，或外伤闪挫所致
病人极度消瘦，以致脊骨突出似锯状	脊疳。脏腑精气亏损之象，见于慢性重病患者

四、望四肢

诊察五脏六腑病变和循行于四肢的经脉病变。

注意观察四肢、手足的形态变化和动态的异常。

项目	异常表现特征	临床意义
外形	肌肉萎缩	痿病、或中风偏瘫
	四肢肿胀或仅足跗肿胀	水肿病
	小腿青筋暴露	寒湿内侵，或长期站立以致血行障碍所致
	指关节呈梭状畸形	风湿久蕴，筋脉拘挛
	指（趾）膨大如杵，为杵状指	久病咳喘，心肺虚损，血瘀痰阻
	膝部肿大，红肿热痛	热痹，风湿郁久化热所致
动态	肢体痿废	痿病、中风等
	四肢抽搐	肝风内动
	手足拘急	寒邪凝滞，或血虚筋脉失养
	手足蠕动	阴虚动风

五、望二阴

观察前阴时 ⎰ 对男性应注意观察 阴茎、阴囊和睾丸 ⎰ ① 外形是否正常
② 有无硬结、肿胀、溃疡
③ 其他异常的形色改变

对女性诊察应注意 ⎰ ① 要有明确的适应证
② 由妇科医生负责检查，需在女护士陪同下进行

观察后阴时应注意肛门部位有无红肿、痔疮、肛裂、瘘管及其他病变。

项目	异常表现特征	临床意义
前阴	阴囊肿大	疝气。小肠坠入阴囊，或内有瘀血、水液停聚，或脉络迂曲，睾丸肿胀
	阴户有物突出（子宫脱垂）	阴挺。中气下陷
	阴肿而不痛不痒	水肿病
	阴部红肿、瘙痒、灼痛	肝经湿热循经下注
后阴	肛门内外生有紫红色柔软肿块	痔疮。肠中湿热蕴结或血热肠燥，肛门部血脉郁滞所致
	肛痈或痔疮溃后久不敛，流脓水	肛瘘
	肛门裂口疼痛，便时流血	肛裂。大肠热结，燥屎撑裂所致
	直肠或直肠黏膜组织自肛门脱出	脱肛。中气下陷

六、望皮肤

观察时应注意皮肤色泽形态的变化和皮肤的某些病证。

（一）色泽变化与意义

项目		异常变化特征	临床意义
皮肤发赤	特征	皮肤赤色如涂丹者	丹毒。结合发病部位而定
	种类	发于头面	抱头火丹。风热火毒上攻
		发于小腿	流火。湿热化火，或外伤染毒
		发于全身，游走不定	赤游丹。多见于小儿，为胎毒
皮肤发黄	特征	面目、皮肤、爪甲俱黄者	黄疸。分阳黄和阴黄
	种类	黄色鲜明如橘皮色	阳黄。肝胆或脾胃湿热
		黄色晦暗如烟熏	阴黄。寒湿困脾
皮肤发黑		皮肤黄黑晦暗，面额色黑	黑疸。劳损伤肾
		周身皮肤发黑	肾阳虚衰
皮肤白斑		皮肤局部明显变白，斑片大小不等，与正常皮肤界限清楚，且无任何异常感觉	白癜风。风湿侵袭、气血不荣
皮肤润燥		皮肤干涩不荣	津液已伤，或营血亏虚
		皮肤干枯粗糙，状若鱼鳞	肌肤甲错。瘀血

（二）形态变化与意义

1. 斑疹

点大成片，或红或紫，平铺于皮下，摸之不碍手，压之不褪色为斑，又分为阳斑和阴斑。点小如粟，色红，高出皮肤，扪之碍手，压之褪色为疹，有麻疹、风疹、瘾疹之分。

项目		表现特征	临床意义
斑	阳斑	色多红紫，形似锦纹，兼身热烦躁脉数	外感温热邪毒，内迫营血
	阴斑	色多青紫，隐隐稀少，兼面白肢凉脉虚	脾虚血失统摄，或阳衰寒凝气血
疹	麻疹	疹色桃红，形如麻粒，先发于发际颜面，渐及于躯干四肢，后按发出顺序消退	外感风热时邪，属儿童常见传染病
	风疹	疹色淡红稀疏，时隐时现，瘙痒，或伴有轻度发热	外感风邪
	瘾疹	淡红或淡白色丘疹，瘙痒，搔之融合成片，高出皮肤，出没迅速	外感风邪，或过敏

不论斑或疹，都应注意顺证和逆证。

项目	斑疹顺证	斑疹逆证
表现	布点均匀	布点不匀
	疏密适中	稠密成团
	色红身热	色深红或紫暗而身凉
	先见于胸腹，后延及四肢	先见于四肢，后延及胸腹
	斑疹发后热退神清	斑疹发后大热不退，神识不清
意义	邪去正安	邪气内陷

2. 白㾦

（1）特征 ①皮肤上出现的一种白色晶莹如粟的透明小疱疹
②多见胸颈部
③偶见四肢，不见头面部

（2）原因：外感湿热，郁于肌表，汗出不彻所致，见于湿温病。

3. 湿疹

（1）特征 ①周身皮肤先出现红斑
②迅速形成丘疹、水疱
③破后渗液，出现红色湿润之糜烂面

（2）原因：湿热蕴结，复感风邪，郁于肌肤而发。

4. 疮疡

（1）含义：发于皮肉筋骨之间的疮疡类外科疾患。

（2）分类：主要有痈、疽、疔、疖。

项目	表现	特点	原因
痈	患部红肿高大，根盘紧束，热而疼痛	未脓易消，已脓易溃，溃后易敛	湿热火毒蕴结、气血凝滞
疽	漫肿无头，肤色不变，边界不清，无热少痛	未脓难消，已脓难溃，溃后难敛	寒邪郁结、气血凝滞
疔	初起如粟，根深形小，其状如针，顶白而痛，或痒或木	多发于颜面手足	邪毒侵袭、气血凝滞
疖	浅表局限，形小而圆，红肿热痛不甚	出脓即愈，症状轻微，但易反复发作	外感热毒，或湿热蕴结

巩固与练习

一、选择题

（一）A 型题

1. 两目瞳仁是五轮学说之（　　）

 A. 水轮   B. 风轮   C. 气轮

 D. 肉轮   E. 血轮

2. 小儿囟门突起，可见于（　　）

 A. 吐泻伤津，气血不足   B. 肾气不足，发育不良

 C. 肾阴不足，虚火上炎   D. 温病火邪上攻

 E. 哺育不周，脾气亏虚

3. 血瘀病人唇色，多见（　　）

 A. 淡白   B. 樱桃红   C. 深红

 D. 青紫   E. 青黑

4. 疮疡初起如粟，根脚坚硬较深、麻木、顶白而痛者为（　　）

 A. 痈   B. 疔   C. 疽

 D. 疖   E. 麻疹

5. 下列哪项不属于斑的特征（　　）

 A. 色红   B. 点大成片 C. 平摊于皮肤

 D. 压之褪色   E. 摸不应手

（二）B 型题

 A. 脾气虚   B. 脾阳虚

 C. 寒湿困脾   D. 中气下陷

 E. 湿热下注

6. 阴挺多属（　　）

7. 阴病红肿瘙痒灼痛多属（　　）

 A. 横目斜视   B. 目睛微定

 C. 双睑下垂   D. 瞳仁扩大

 E. 昏睡露睛

8. 肝风内动可见（　　）

9. 小儿慢脾风可见（　　　）

（三）X 型题

10. 可引起小儿囟门凹陷的原因有（　　　）

　　A. 温热火邪上攻　　　　　B. 吐泻伤津

　　C. 气血亏虚　　　　　　　D. 脑髓有病

　　E. 痰饮水湿内停

二、名词解释

1. 解颅

2. 斑秃

3. 痄腮

4. 睑废

5. 酒渣鼻

6. 鹅口疮

7. 口撮

8. 乳蛾

9. 瘰疬

10. 瘿瘤

11. 脊疳

12. 阴挺

13. 肌肤甲错

14. 痛

三、问答题

1. 小儿囟门异常有哪些类型？各有何意义？

2. 简述五轮学说的内容。

3. 怎样根据眼的色泽异常变化来辨别寒热虚实？

4. 怎样根据鼻的色泽异常变化来分析病证？

5. 齿与龈形色异常有哪些类型？各有何意义？

6. 望咽喉主要诊察哪些脏腑病变？其异常表现有哪些？

7. 怎样鉴别瘿瘤和瘰疬？

8. 斑和疹在形态上如何鉴别？如何区别麻疹、风疹和瘾疹？

9. 简述痈、疽、疔、疖的表现特点和临床意义。

参考答案

一、选择题
1. A 2. D 3. D 4. B 5. D 6. D 7. E 8. A 9. E 10. BCD

二、名词解释（略）

三、问答题（略）

第三节　望排出物

【考点重点点拨】

1. 掌握痰的类型及其表现特征与临床意义。
2. 熟悉呕吐物及大便、小便的异常表现与其临床意义。

一、望痰涎

（一）望痰

望痰对于诊察肺、脾、肾三脏的功能状态及病邪的性质有一定的意义。

望痰主要是观察其色、质、量等变化。

特点	临床意义
痰白、质稀	寒痰。寒邪伤阳，津凝不化，或脾阳不足，湿聚为痰
痰黄、质稠	热痰。邪热犯肺，炼液成痰
痰少、质黏，难以咯出	燥痰。燥邪犯肺，耗伤肺津，或阴虚津亏
痰多、色白、质滑，容易咯出	湿痰。脾失健运，湿聚为痰
脓血腥臭痰	肺痈。热毒蕴肺，化腐成脓
痰中带血色鲜红	咯血。肺阴亏虚，或肝火犯肺，火热灼伤肺络

（二）望涎

可以诊察脾与胃的病变。

特点	临床意义
口流清涎量多	脾胃虚寒，气不摄津
口中时吐黏涎脾胃湿热，湿浊上泛口角流涎不止	中风后遗症，或风中络脉
小儿口角流涎，涎渍颐下	滞颐。脾虚，胃热，或虫积
睡中流涎	胃热，或宿食内停

二、望呕吐物

望呕吐物可了解呕吐的原因和病性的寒热虚实。

应观察呕吐物的形、色、质、量的变化。

特点	临床意义
呕吐物清稀无酸臭味	寒呕。胃阳不足，或寒邪犯胃
呕吐物秽浊有酸臭味	热呕。邪热犯胃
吐出食物气味酸腐	伤食。因暴饮暴食，损伤脾胃
呕吐黄绿色苦水	肝胆郁热，或湿热
呕吐清水痰涎，胃脘有振水声	痰饮内停于胃腑
吐血鲜红或紫暗有块	胃有积热，或肝火犯胃，或胃腑血瘀

三、望大便

可诊察脾、胃、肠的病变和肝、肾的功能状况，对病性的寒热虚实判断也有重要的参考意义。

观察时应注意其形、色、质、量等方面的异常改变。

异常表现	临床意义
大便清稀如水样	外感寒湿，或饮食生冷，脾失健运
大便黄褐如糜	湿热或暑湿伤及胃肠，大肠传导失常
大便清稀，完谷不化，或如鸭溏	脾虚或肾虚，脾失健运

续表

异常表现	临床意义
大便如黏冻，夹有脓血	痢疾。湿热蕴结大肠
大便色灰白，溏结不调	黄疸病的表现
大便燥结，干如羊屎	热盛伤津，或大肠液亏
大便带血，或便血相混，或排出全为血液 若 { 血色鲜红，附在大便表面或在排便前后滴出 血色暗红或紫黑，与大便均匀混合如柏油状	便血。 近血。肠风下血，痔疮，或肛裂 远血。胃肠瘀血，或脾不统血

四、望小便

观察小便的异常改变，不仅可以了解体内的津液代谢情况，也可以诊察机体阴阳二气盛衰以及各相关脏腑的功能状态。

望诊时应注意其色、质、量的变化。

异常表现	临床意义
小便清长	虚寒证
小便短黄	实热证
尿中带血	尿血、热淋、石淋、肾癌、膀胱癌、某些血液病等。 热伤血络，或脾肾不固，或湿热蕴结膀胱
尿有砂石	石淋。湿热内蕴
小便浑浊	尿浊、膏淋等病。脾肾亏虚，清浊不分；或湿热下注，气化不利

巩固与练习

一、选择题

（一）A 型题

1. 肺痈咳吐的痰液特点是（　　）

   A. 痰黄黏稠　　　　　　　　B. 痰多色白

   C. 脓血腥臭痰　　　　　　　D. 痰白少黏

   E. 痰呈泡沫状

2. 呕吐物秽浊有酸臭味，多属（　　）

   A. 寒呕　　　　　　　　　　B. 热呕

C. 伤食   D. 痰饮

E. 肝胆郁热

（二）B 型题

A. 外感寒湿   B. 湿热

C. 脾虚   D. 脾肾阳虚

E. 暑湿

3. 大便清稀甚至如水样，属（   ）

4. 大便清稀，完谷不化，属（   ）

（三）X 型题

5. 可引起尿中带血的病证是 （   ）

A. 热淋   B. 石淋

C. 肾癌   D. 膀胱癌

E. 某些血液病

二、名词解释

1. 肺痈

2. 滞颐

3. 便血

三、问答题

1. 怎样根据痰的特点判断病邪的性质？

2. 如何区分远血和近血？

3. 虚寒证和实热证病人的大、小便各有何特点？

参考答案

一、选择题

1. C   2. B   3. A   4. D   5. ABCDE

二、名词解释（略）

三、问答题（略）

第四节　望小·儿食指络脉（小·儿指纹）

【考点重点点拨】

1. 掌握正常小儿食指络脉及病理小儿食指络脉的特征与其临床意义。

2. 熟悉小儿食指络脉的风、气、命三关的划分。

一、小儿食指络脉的概念及其检测意义

小儿食指络脉（又称小儿指纹）{ 位置：虎口至食指内侧（掌侧）的桡侧表浅静脉
适用对象：3 岁以内的小儿
意义：与寸口脉同属手太阴肺经，故与诊成人寸口脉原理基本相同

替代脉诊的理由{ 3 岁以内的小儿寸口脉部位短小
诊脉时不易配合，常易哭闹，影响脉象的真实性
小儿皮肤较薄嫩，食指络脉易于观察

二、小儿食指络脉的三关定位

小儿食指按指节分为三关{ 风关——食指第一节
气关——食指第二节
命关——食指第三节

三、小儿食指络脉的观察方法

方法为：①观察时将患儿抱着向光。②医生先用左手拇指和食指卡住小儿食指，找到桡侧表浅静脉。③再用右手拇指指腹部，从小儿食指指尖向指根部以轻重适中的力量推擦几次。④然后观察络脉的变化。

四、小儿食指络脉的形色变化与意义

1. 正常小儿食指络脉的特征

正常特征 { 纹色：浅红略紫
长度：隐隐显于掌指横纹附近
形状：斜形、单支，粗细适中

2. 病理小儿食指络脉的表现

观察内容及意义 { 浮沉—浮沉分表里
颜色—红紫辨寒热
淡滞—淡滞定虚实
长短—三关测轻重

项目	形色变化特征	临床意义
浮沉	浮露	病位较浅，见于外感表证
	沉隐	病邪入里，见于外感病的里证阶段或内伤病证
颜色	鲜红	外感表证
	紫红	里热证
	青色	疼痛、惊风
	紫黑	血络郁闭，病属重危
	淡白	脾虚，疳积
淡滞	浅淡而纤细	多属虚证
	浓滞而增粗	多属实证
长短	显于风关	邪气入络，病情轻浅
	达于气关	邪气入经，病位较深
	达于命关	邪深入脏腑，主病重
	透关射甲	病多凶险，预后不佳

巩固与练习

一、选择题

（一）A 型题

1. 指纹出现透关射甲主（　　）

A. 外感风寒　　　　　　　　B. 气血不足

C. 饮食积滞　　　　　　　　D. 小儿疳积

E. 病情凶险，预后不良

2. 小儿指纹浮露可见于（　　　）

　　A. 表证　　　B. 里证　　　C. 虚证　　　D. 实证　　　E. 热证

（二）B 型题

A. 指纹透关射甲　　　　　　B. 指纹显于风关

C. 指纹达于气关　　　　　　D. 指纹达于命关

E. 指纹未超风关

3. 邪气入络，可表现（　　　）

4. 邪气入经，可表现（　　　）

（三）X 型题

5. 属重病的指纹表现是（　　　）

　　A. 指纹色鲜红　　　　　　B. 指纹色紫黑

　　C. 指纹显于风关　　　　　　D. 指纹达于命关

　　E. 指纹透关射甲

二、名词解释

1. 风关

2. 透关射甲

三、问答题

1. 何谓小儿食指络脉？试述望小儿食指络脉的理由。

2. 简述正常小儿食指络脉的特征。

3. 怎样根据小儿指纹颜色变化判断病证？

4. 简述三关测轻重的具体内容。

参考答案

一、选择题

1. E　2. A　3. B　4. C　5. BDE

二、名词解释（略）

三、问答题（略）

第五节　望　舌

【考点重点点拨】

1. 掌握正常舌象的特征及临床意义。

2. 掌握淡红舌、淡白舌、红舌、绛舌、青紫舌等舌色的特征和临床意义。

3. 掌握老嫩、胖瘦、肿胀、点刺、裂纹、齿痕等舌形的特征和临床意义。

4. 掌握强硬、痿软、颤动、歪斜、吐弄、短缩等舌态的特征和临床意义。

5. 掌握白苔、黄苔、灰黑苔等苔色的特征及临床意义。

6. 掌握厚薄、润燥、腐腻、剥落、真假等苔质的特征及其意义。

7. 熟悉舌下络脉异常的表现和临床意义。

8. 熟悉舌与脏腑、经络、气血的关系。

9. 熟悉舌质和舌苔的综合诊察。

一、舌的形态结构与舌诊原理

（一）舌的形态结构

属肌性器官，由黏膜和舌肌组成，附着于口腔底部、下颌骨和舌骨，呈扁平形状。

1. 舌背

舌的上面称舌背，以人字形界沟为界：
- 界沟之前—舌体（诊舌的主要部位）
  - 前端：舌尖
  - 中部：舌中
  - 后部：舌根（界沟之前）
  - 两边：舌边
- 界沟之后：舌根

2. 舌底

$$舌的下面称舌底\begin{cases}舌下络脉\\舌系带\\舌下肉阜\end{cases}$$

3. 舌乳头

$$舌背上有四种舌乳头\begin{cases}\left.\begin{array}{l}丝状乳头\\菌状乳头\end{array}\right\}与舌象形成关系密切\\\left.\begin{array}{l}轮状乳头\\叶状乳头\end{array}\right\}与味觉有关\end{cases}$$

(二) 舌诊原理

舌与脏腑、经络、气血津液有密切的联系。

1. 脏腑经络与舌象

$$（1）心与舌象\begin{cases}舌为心之苗\begin{cases}心血上营于舌\\舌的主语言功能和舌的运动受心神的支配\end{cases}\\手少阴心经之别系舌本\end{cases}$$

$$（2）脾与舌象\begin{cases}舌为脾之外候\begin{cases}舌的味觉与脾气有关\\舌苔的形成是脾胃之气上熏而成\\舌体赖脾所化生之气血充养\end{cases}\\足太阴脾经连舌本散舌下\end{cases}$$

$$（3）肝与舌象\begin{cases}肝藏血，血充盈于舌\\肝主筋，足厥阴肝经络舌本\end{cases}$$

$$（4）肾与舌象\begin{cases}肾藏精，精化血，血荣于舌\\足少阴肾经挟舌本\end{cases}$$

（5）肺与舌象：肺系上达咽喉，与舌根相连

（6）其他脏腑与舌象：通过经络直接或间接与舌相联系

由于脏腑经络与舌关系密切，所以脏腑发生病变就会出现舌象的变化。

2. 舌面的脏腑部位划分
$$\begin{cases} 舌尖：心肺 \\ 舌中：脾胃 \\ 舌边：肝胆 \\ 舌根：肾 \end{cases}$$

3. 气血津液与舌象

（1）气血与舌象：舌体的形质和舌色与气血的盈亏和运行有关。

（2）津液与舌象：舌苔和舌体的润燥与津液的盈亏、输布有关。

二、舌诊的方法和注意事项

（一）望舌的体位和伸舌姿势

1. 体位　患者取坐位，或仰卧位。

2. 姿势

伸舌姿势
$$\begin{cases} 正确 \begin{cases} 自然地将舌伸出口外，尽量张口使舌体充分暴露 \\ 舌体放松，舌面平展 \\ 舌尖略向下 \end{cases} \\ 不正确 \begin{cases} 伸舌过分用力 \\ 舌体紧张、蜷曲 \\ 伸舌时间过长 \end{cases} \left. \begin{array}{l} \\ \\ \end{array} \right\} \begin{array}{l} 都会影响舌的气血流 \\ 行而引起舌色改变 \end{array} \end{cases}$$

（二）望舌的方法

1. 望舌顺序

先看舌尖、舌中，再舌边，最后看舌根部；先看舌质，再看舌苔。

如果一次望舌判断不清，请病人休息 3~5 分钟后，重复望舌一次。

2. 刮舌揩舌法

刮舌法、揩舌法可鉴别舌苔有根、无根，以及是否属于染苔。

（三）诊舌的注意事项

1. 光线影响

（1）光线要求
$$\begin{cases} ①以白天充足、柔和的自然光线为佳 \\ ②光线要直接照射到舌面 \end{cases}$$

（2）光线影响（光照的强弱与色调）
$$\begin{cases} \text{光线过暗—舌色暗滞} \\ \text{日光灯下—舌色多偏紫} \\ \text{白炽灯下—舌苔偏黄} \\ \text{有色物体的反光—舌色发生相} \\ \qquad\qquad\qquad\quad\text{应的变化} \end{cases}$$

2. 饮食或药品影响

应注意以下影响因素，避免误诊。

（1）进食影响
$$\begin{cases} \text{进食后——舌苔由厚变薄} \\ \text{多喝水——舌苔由燥变润} \\ \text{刚进辛热食物——舌色偏红} \\ \text{多吃糖果、甜腻食品——舌苔变厚} \end{cases}$$

（2）药物影响
$$\begin{cases} \text{服用大量镇静剂后——舌苔易厚腻} \\ \text{长期服用某些抗生素——可产生黑腻苔或霉腐苔} \end{cases}$$

（3）染苔
$$\begin{cases} \text{概念：饮服某些食物或药物使舌苔着色} \\ \text{举例} \begin{cases} \text{牛乳、豆浆——舌苔变白、变厚} \\ \text{蛋黄、橘子、核黄素——舌苔染黄} \\ \text{各种黑褐色食品、药} \\ \text{　　或吃橄榄、酸梅} \\ \text{长期吸烟等} \end{cases} \text{舌苔染灰、黑色} \\ \text{特征} \begin{cases} \text{①在短时间内可自然退去} \\ \text{②不均匀分布} \\ \text{③可经揩舌除去} \\ \text{④苔色与病情不相符} \end{cases} \end{cases}$$

（4）口腔对舌象的影响
$$\begin{cases} \text{牙齿残缺，可造成同侧舌苔偏厚} \\ \text{镶牙可以使舌边留下齿印} \\ \text{张口呼吸可以使舌苔变干} \end{cases}$$

三、舌诊的内容

舌诊
- 望舌质
  - 望舌神
  - 望舌色：淡红、淡白、红、绛、青紫
  - 望舌形：老、嫩、胖大、肿胀、瘦薄、点刺、裂纹、齿痕
  - 望舌态：痿软、强硬、歪斜、吐弄、短缩
  - 望舌下络脉
- 望舌苔
  - 望苔色：白、黄、灰黑
  - 望苔质：薄厚，润燥，腐腻，剥脱，真假

（一）正常舌象

正常舌象特征：淡红舌，薄白苔
- 舌质：舌色淡红，舌质滋润，舌体柔软灵活
- 舌苔：均匀薄白而润

（二）望舌质

1. 舌神

（1）有神

①特征：舌荣润而有光彩。

②意义：精气充盛。健康或病轻。

（2）无神

①特征：枯晦而无光彩。

②意义：精气亏损。病重。

2. 舌色

（1）淡红舌

①特征：舌体颜色淡红润泽、白中透红。

②意义：气血调和，正常人，或病轻。

（2）淡白舌

①特征：舌色比正常色浅淡、白多红少，甚至全无血色（枯白舌）。

②意义：虚证、寒证 $\begin{cases} \text{淡白而瘦小——气血两虚} \\ \text{淡白胖嫩或齿痕——阳虚} \\ \text{枯白舌——脱血夺气} \end{cases}$

（3）红舌

①特征：舌色较正常舌色红，甚至呈鲜红色。

②意义 $\begin{cases} \text{实热——舌红有苔} \begin{cases} \text{舌边尖红——外感表热证初起} \\ \text{舌尖红赤破碎——心火上炎} \\ \text{舌两边红赤——肝胆热盛} \end{cases} \\ \text{虚热——舌红少苔或有裂纹} \end{cases}$

（4）绛舌

①特征：较红舌更深。

②意义 $\begin{cases} \text{外感病——邪热亢盛，热入营血} \\ \text{内伤病} \begin{cases} \text{阴虚火旺——舌绛少苔或无苔或裂纹} \\ \text{瘀血——舌绛色暗或有瘀点、瘀斑} \end{cases} \end{cases}$

（5）青紫舌

①特征：全舌呈均匀青色或紫色，或局部泛现青紫色。

②意义：血行不畅 $\begin{cases} \text{淡紫或青紫湿润——阴寒内盛，血脉瘀滞} \\ \text{紫红或绛紫少津——热盛伤津，气血壅滞} \\ \text{淡红中泛现青紫或有瘀点瘀斑——体内瘀血} \\ \text{还见于某些先天性心脏病及药物、食物中毒} \end{cases}$

3. 舌形

（1）老舌

①特征：舌质纹理粗糙、形色坚敛苍老。

②意义：实证。

（2）嫩舌

①特征：舌质纹理细腻、形色浮胖娇嫩。

②意义：虚证。

（3）胖大

①特征：舌体较正常舌为大，伸舌满口。

②意义：水湿、痰饮证 $\begin{cases} \text{舌胖大而色淡白有齿痕——脾肾阳虚，水湿不化} \\ \text{舌胖大而色红——里热挟湿} \end{cases}$

（4）肿胀

①特征：舌体肿大，盈口满嘴。

②意义 $\begin{cases} \text{心脾热盛——舌鲜红而肿胀} \\ \text{邪热挟酒毒——舌紫而肿胀} \\ \text{舌青紫晦暗而肿胀——中毒} \end{cases}$

（5）瘦薄

①特征：舌体瘦小而薄。

②意义：虚证 $\begin{cases} \text{舌淡白而瘦薄——气血两虚} \\ \text{舌红绛而瘦薄——阴虚火旺} \end{cases}$

（6）点、刺

①特征 $\begin{cases} \text{点舌——鼓起于舌面的红色或紫红色星点} \\ \text{芒刺——舌菌状乳头突起如刺，按之棘手} \end{cases}$

②意义：热盛 $\begin{cases} \text{舌尖点刺——心火亢盛} \\ \text{舌边点刺——肝胆火旺} \\ \text{舌中点刺——胃肠热盛} \end{cases}$

（7）裂纹

①特征：舌面上有明显的裂沟，而裂沟中并无舌苔覆盖。

②意义 $\begin{cases} \text{热盛伤阴——舌红绛而裂} \\ \text{血虚不润——舌淡白而裂} \\ \text{脾虚湿侵——舌淡白胖嫩，有齿痕而裂} \\ \text{少数正常人可见先天性舌裂，但裂沟中有舌苔覆盖} \end{cases}$

（8）齿痕

①特征：舌体边缘有牙齿的痕迹，常与胖大舌同见。

②意义 $\begin{cases} \text{脾虚、气虚——舌淡红而嫩有齿痕} \\ \text{寒湿壅盛或阳虚水湿内停——舌胖大而润有齿痕} \\ \text{湿热内蕴——舌红胖大有齿痕} \end{cases}$

4. 舌态

（1）强硬

①特征：舌体强硬，运动不灵，或不能转动。

②意义 $\begin{cases} \text{热入心包——舌红绛而强硬} \\ \text{痰浊内阻——舌胖大有厚腻苔而强硬} \\ \text{中风——舌体歪斜而强硬} \end{cases}$

（2）痿软

①特征：舌体软弱无力，不能随意伸缩回旋。

②意义：虚证 $\begin{cases} \text{舌痿软而红绛少苔} \begin{cases} \text{外感热病后期，邪热伤阴} \\ \text{内伤久病，阴虚火旺} \end{cases} \\ \text{舌痿软而色枯白无华——久病气血虚衰，病情较重} \end{cases}$

（3）颤动

①特征：舌体不自主地颤动，动摇不宁。

②意义：肝风内动 $\begin{cases} \text{舌淡白而颤动——血虚生风} \\ \text{舌绛而颤动伴高热惊厥——热极生风} \\ \text{舌红少津而颤动} \begin{cases} \text{阴虚动风} \\ \text{肝阳化风} \end{cases} \end{cases}$

（4）歪斜

①特征：伸舌时舌体偏向一侧，或左或右。

②意义 $\begin{cases} \text{中风——肝风内动，挟痰挟瘀} \\ \text{中风先兆——痰瘀阻滞舌部一侧} \end{cases}$

（5）吐弄

①特征 $\begin{cases} \text{吐舌——舌伸出口外，不能回缩} \\ \text{弄舌——伸舌即回缩如蛇舔，或反复舔弄口唇四周，掉动不宁} \end{cases}$

②意义 { 相同——心脾有热；或小儿智能发育不良
不同 { 吐舌 { 疫毒攻心
正气已绝
弄舌：热盛动风先兆

（6）短缩

①特征：舌体卷缩、紧缩，不能伸长，严重者舌不抵齿。

②意义：危重证候 { 寒凝筋脉——淡白或青紫湿润而短缩
热病伤津——红绛而短缩
痰浊阻络——舌胖大苔厚腻而短缩
气血俱虚——舌淡白胖嫩而短缩

此外，先天性舌系带过短，称绊舌，无辨证意义。

5. 舌下络脉

①特征 { 正常——色淡紫，粗细适中，少有迂曲
异常——色青紫，或紫红、绛紫，粗胀，有瘀丝瘀点等，
或曲张如紫色珠子

②意义 { 气滞血瘀——色紫，脉形粗胀，弯曲柔软
寒凝血瘀——色青或淡紫，脉形直而紧束
瘀血——舌底瘀丝，色青或紫，兼有瘀点

（三）望舌苔

1. 苔色

（1）白苔

①特征：舌面上所附着的苔呈现白色。

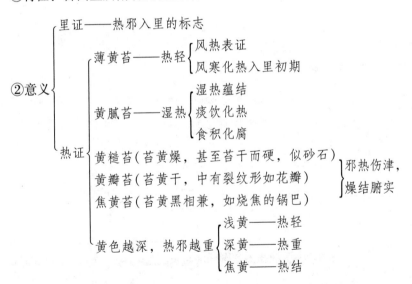

②意义
- 正常人——薄白而润
- 表证
  - 外感风寒——薄白而润
  - 外感风热——薄白而干
  - 外感寒湿——薄白而滑
- 寒证——苔薄白而润
- 湿证
  - 湿证、痰饮、食积——苔白厚而腻
  - 痰浊湿热内蕴——苔白厚而干
- 热证
  - 秽浊与热毒相结（外感瘟疫或内痈）——苔白如积粉，扪之不燥（积粉苔）
  - 燥热伤津——苔白而燥，扪之粗糙

（2）黄苔

①特征：舌面上所附着的苔呈现黄色。有淡黄、深黄和焦黄之别。

②意义
- 里证——热邪入里的标志
- 热证
  - 薄黄苔——热轻
    - 风热表证
    - 风寒化热入里初期
  - 黄腻苔——湿热
    - 湿热蕴结
    - 痰饮化热
    - 食积化腐
  - 黄糙苔（苔黄燥，甚至苔干而硬，似砂石）
  - 黄瓣苔（苔黄干，中有裂纹形如花瓣）　} 邪热伤津，
  - 焦黄苔（苔黄黑相兼，如烧焦的锅巴）　} 燥结腑实
  - 黄色越深，热邪越重
    - 浅黄——热轻
    - 深黄——热重
    - 焦黄——热结

（3）灰黑苔

①特征：苔色浅黑为灰苔，苔色深黑为黑苔，并称为灰黑苔。

②意义
- 邪热炽盛——苔灰黑或焦黑而燥
- 阴寒内盛，痰湿久郁——苔灰黑而润，或苔白腻灰黑
- 湿热内蕴——黄腻灰黑

2. 苔质
（1）薄、厚苔

①特征 { 薄苔——透过舌苔能隐隐见到舌体
厚苔——不能透过舌苔见到舌体 } 能否见底为标准

②意义 {
了解病邪轻重、病位浅深 {
薄苔 { 正常人
外感表证
里证较轻 }
厚苔 { 胃肠宿食
痰浊停滞
里证较重 } }

了解邪正的
消长进退 {
由薄变厚 { 渐变——邪气渐盛，为病进
突变——邪气极盛，迅速入里 }
由厚变薄 { 渐变——正气胜邪，为病退
骤消——正不胜邪或胃气暴绝 } } }

（2）润、燥苔

①特征 {
润苔——舌苔干湿适中，不滑不燥
滑苔——舌面水分过多，伸舌欲滴，扪之湿而滑
燥苔——舌苔干燥无津，甚则舌苔干裂
糙苔——十分干燥，苔质粗糙 }

②意义：反映津液盈亏和输布 {
润苔 { 正常人津液充足
疾病过程中津液未伤 }
滑苔——寒证、湿证
燥苔——津液损伤，或湿浊内阻，
　　　　津液不能上承
糙苔——热盛伤津之重证 }

（3）腐、腻苔

①特征
- 腐苔——苔质疏松，颗粒粗大，形如豆腐渣堆在舌面上，边中皆厚，刮之易去。若舌上黏厚一层，有如疮脓者，称为脓腐苔
- 腻苔——苔质致密，颗粒细腻，苔面较光滑，中厚边薄，不易刮脱
- 四种腻苔鉴别
  - 垢腻——苔腻而垢浊
  - 滑腻——苔腻而湿润滑利
  - 燥腻——苔腻而干燥少津
  - 黏腻——腻苔上罩一层稠厚黏液

②意义
- 测知阳气与湿浊的消长
  - 腐苔——阳热有余，蒸腾胃中腐浊之邪上泛
  - 腻苔——湿浊内蕴，阳气被遏，湿浊痰饮上泛
- 主病——湿浊、痰饮、食积；脓腐苔主内痈

（4）剥（落）苔

①特征：舌本有苔，忽然全部或部分剥落无苔。

不同类型
- 前剥苔——前部剥落
- 中剥苔——中部剥落
- 根剥苔——根部剥落
- 花剥苔——大片剥落，仅斑驳片存少量舌苔
- 地图舌——大片剥落，边缘突起，界清，剥落部位时时转移
- 镜面舌——舌苔剥落殆尽，舌面光滑如镜
- 类剥苔——舌面剥苔处并不光滑，仍有新生苔质颗粒

②意义：胃气阴两虚，气血两虚。

不同类型
- 舌红苔剥——阴虚
- 舌淡苔剥或类剥苔——血虚或气血两虚
- 镜面舌——重病
  - 色红——胃阴干涸
  - 色淡白——营血大亏，阳气将脱
- 舌苔部分脱落，未剥处仍有腻苔或滑苔——正气已虚，痰浊未化

也有因先天发育不良而出现先天性剥苔者，其部位常在舌面中央人字沟之前。

（5）真、假苔

①特征 $\begin{cases} \text{真苔（有根苔）——舌苔紧贴于舌面，刮之难去} \\ \text{假苔（无根苔）——舌苔不着实，似浮涂舌上，} \\ \qquad\qquad\qquad\quad \text{刮之即去} \end{cases}$ $\left.\begin{array}{l}\text{有根无根}\\\text{为标准}\end{array}\right.$

②意义：辨别疾病轻重和预后 $\begin{cases} \text{真苔——有胃气，病轻，预后良好} \\ \text{假苔——胃气已衰，病重，预后不良} \end{cases}$

（四）舌象分析要点及舌诊意义

1. 舌象分析要点

（1）察舌的神气和胃气

①察舌神：舌色和舌体运动 $\begin{cases} \text{有神气}\begin{cases} \text{a. 舌色红活鲜明} \\ \text{b. 舌体活动自如} \end{cases} \\ \text{无神气}\begin{cases} \text{a. 舌色晦暗枯涩} \\ \text{b. 舌体活动不灵活} \end{cases} \end{cases}$

②察胃气盛衰：舌苔的生长情况 $\begin{cases} \text{有胃气}\begin{cases} \text{a. 舌苔紧贴于舌面，} \\ \quad\text{坚敛牢着} \\ \text{b. 舌苔松厚，刮之舌} \\ \quad\text{面仍有苔迹} \\ \text{c. 厚苔脱落，有苔能} \\ \quad\text{渐生} \end{cases} \\ \text{无胃气}\begin{cases} \text{a. 舌苔似有似无，甚} \\ \quad\text{则光剥如镜} \\ \text{b. 苔厚松腐，刮之即去} \\ \text{c. 舌面光滑，舌苔不} \\ \quad\text{易复生} \end{cases} \end{cases}$

（2）舌体与舌苔的综合分析

①舌体与舌苔综合分析的必要性：疾病是邪正斗争的综合反映；舌

苔与舌体是从不同角度反映病理变化。

②舌体与舌苔综合分析的原则：

舌苔与舌体
变化一致
- 提示：病机相同
- 主病：为两者意义之综合
- 举例
  - 舌质红，舌苔黄而干燥——主实热证
  - 舌体淡嫩，舌苔白润——主虚寒证
  - 舌体红绛而有裂纹，舌苔焦黄干燥——热极津伤
  - 青紫舌，白腻苔——气血瘀阻，痰湿内阻

舌苔与舌体
变化不一致
- 提示：体内存在两种或两种以上的病理变化，病情比较复杂
- 主病：具体分析两者的病因病机及其相互关系进行综合判断
- 规律：舌质主要反映正气，舌苔主要反映病邪
- 举例
  - 淡白舌黄腻苔——虚寒之体感受湿热之邪
  - 红绛舌白滑腻苔
    - 外感热病营分有热，气分有湿
    - 素体阴虚火旺，复感寒湿之邪或伤食

（3）舌象的动态分析：疾病变化，舌象也随着变化；舌象变化，也提示病情的变化。

①舌苔厚薄变化的意义
- 提示：反映邪正相争的过程，以逐渐转变为佳
- 举例
  - 舌苔由薄变厚——邪气渐盛，为病进
  - 舌苔由厚渐化，舌上复生薄白新苔——正气胜邪，为病退
  - 薄苔突然增厚——邪气极盛，迅速入里
  - 厚苔骤然消退，舌上无新生薄苔——正不胜邪，或胃气暴绝

②舌苔润燥转化的意义
- 舌苔由润变燥
  - 热重津伤
  - 津失输布
- 舌苔由燥转润
  - 热退津复
  - 饮邪始化
  - 热入营血

③舌苔有无、消长及剥落的意义
- 提示
  - 胃气、胃阴的存亡
  - 邪正盛衰的变化
  - 疾病的预后
- 举例
  - 舌苔从全到剥：正气渐衰
  - 舌苔剥落后复生薄白苔：邪去正胜，胃气渐复

④舌色变化的意义
- 舌色由淡红转红绛或紫暗——表示病邪深入，病情加重
- 舌色由暗红转淡红——表示病情减轻

2. 舌诊的临床意义

舌诊意义：①判断邪正盛衰。②区别病邪性质。③辨别病位浅深。④推断病势进退。⑤估计病情预后。

巩固与练习

一、选择题

（一）A 型题

1. 肾与膀胱病变的部位是（　　）

    A. 舌尖　　　　　　B. 舌中　　　　　　C. 舌根

    D. 舌边　　　　　　E. 舌下络脉

2. 连舌本，散舌下的经络是（　　）

    A. 手少阴经　　　　B. 手太阳经　　　　C. 足厥阴经

    D. 足少阴经　　　　E. 足太阴经

3. 舌体肿胀，青紫晦暗者是（　　）

    A. 气血壅滞，将要发斑　　　　　　B. 心脾有热

  C. 邪热挟酒毒上攻　　　　　　　　D. 中毒

  E. 脾胃湿热与痰浊相搏

4. 以下哪种异常舌象亦可见于正常人（　　　）

  A. 芒刺舌　　　　　B. 胖大舌　　　　　C. 镜面舌

  D. 裂纹舌　　　　　E. 弄舌

5. 舌淡白而胖嫩并有齿痕多提示（　　　）

  A. 阴虚　　　　　　B. 阳虚　　　　　　C. 津少

  D. 血虚　　　　　　E. 精亏

6. 外感热病，邪热深入营血，多见（　　　）

  A. 青舌　　　　　　B. 红舌　　　　　　C. 绛舌

  D. 紫舌　　　　　　E. 淡白

7. 哪一项不属于望舌形的内容？（　　　）

  A. 胖大　　　　　　B. 瘦薄　　　　　　C. 齿痕

  D. 裂纹　　　　　　E. 歪斜

8. 舌体瘦薄、舌色淡白，说明（　　　）

  A. 气血两虚　　　　B. 伤津　　　　　　C. 阴亏

  D. 阳虚　　　　　　E. 寒湿

9. 外感秽浊不正之气、热毒内盛的舌象是（　　　）

  A. 白腻苔　　　　　B. 黄腻苔　　　　　C. 白如积粉苔

  D. 灰黑苔　　　　　E. 腐苔

10. 黄苔一般主（　　　）

  A. 寒证　　　　　　B. 热证　　　　　　C. 痰饮

  D. 湿证　　　　　　E. 虚证

11. 花剥苔表示（　　　）

  A. 脾虚湿盛　　　　　　　　　　　　B. 胃肠有热

  C. 脾肾阳虚　　　　　　　　　　　　D. 胃气阴两伤

  E. 湿遏热郁

（二）**B 型题**

A. 舌红苔黄厚　　　　　　　　　　B. 舌淡苔白而润

C. 舌红胖苔黄腻　　　　　　　　　D. 舌淡红苔薄白

E. 舌红绛苔少

12. 虚热证的舌象是（　　　）

13. 实热证的舌象是（　　　）

    A. 薄白苔　　　　　　B. 黑燥苔　　　　　　C. 黄燥苔

    D. 灰干苔　　　　　　E. 腐苔

14. 表证多见（　　　）

15. 食积多见（　　　）

（三）X 型题

16. 黄腻苔可见于（　　　）

    A. 食积热腐　　　　　　　　　　B. 湿热蕴结

    C. 痰饮化热　　　　　　　　　　D. 热入营血

    E. 外感风寒

17. 通过观察舌苔的厚薄，可以了解（　　　）

    A. 病邪的性质　　　　　　　　　B. 邪正的盛衰

    C. 阴阳的盛衰　　　　　　　　　D. 病情的进退

    E. 病位的深浅

二、名词解释

1. 绛舌

2. 嫩舌

3. 芒刺舌

4. 腐苔

5. 腻苔

6. 花剥苔

三、问答题

1. 简述正常舌象的特征和临床意义。

2. 简述舌诊脏腑部位的分布。

3. 望舌时应注意哪些事项？

4. 常见的舌色有哪些？各有何临床意义？

5. 红绛舌既主实热证，又主虚热证，临床上如何鉴别？

6. 青紫舌既主热证，又主寒证，临床上如何鉴别？

7. 常见的舌形有哪些，各有何临床意义？

8. 怎样鉴别先天性裂纹舌和病理性裂纹舌？

9. 常见的舌态有哪些，各有何临床意义？

10. 与肝风内动有关的舌态有哪几项？

11. 怎样区别痿软舌和短缩舌？各有何意义？

12. 舌下络脉的异常表现和临床意义是什么？

13. 病理苔色有哪些？各有何临床意义？

14. 灰黑苔既主热证，又主寒证，临床上如何鉴别？

15. 如何区别腐苔和腻苔？各主何病证？

16. 怎样通过察舌而辨别神气和胃气？

17. 简述舌诊的临床意义。

参考答案

一、选择题

1. C　2. E　3. D　4. D　5. B　6. C　7. E　8. A　9. C　10. B　11. D
12. E　13. A　14. A　15. E　16. ABC　17. BDE

二、名词解释（略）

三、问答题（略）

第二章 闻 诊

第一节 听 声 音

【考点重点点拨】

1. 掌握音哑和失音、太息的概念及临床意义；谵语、郑声、独语、错语的特点及临床意义；咳嗽喘、哮、短气、少气的特征及临床意义。

2. 熟悉声音产生的原理及听声音的意义。

3. 熟悉呕吐、呃逆、嗳气的概念及临床意义。

听声音是指听辨病人语声、语言、气息等的高低、强弱、清浊、缓急等变化，以及脏腑功能失调所发出的如咳嗽、呕吐等异常声响，来判断疾病病机的诊察方法。

一、声音

（1）声音产生原理

$$
气动则有声\begin{cases}发声的脏腑\begin{cases}肺——主气，发声的动力\\肾——主纳气，对肺司呼吸和发声有协同作用\\心——也与发声有关\end{cases}\\发声的组织器官\begin{cases}喉——为肺的门户，主要发声器官\\会厌、舌、齿、唇、鼻——协调声音\end{cases}\end{cases}
$$

（2）听声音的意义

$$
诊察\begin{cases}与发声相关器官的病变\\体内各脏腑的寒热虚实\end{cases}
$$

（一）正常声音

1. 正常声音的特点

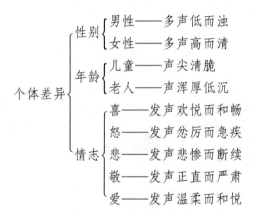

特点 { 发声自然
音调和畅
语言流畅
应答自如
言与意符

2. 影响正常声音的因素

个体差异 {
性别 { 男性——多声低而浊
女性——多声高而清

年龄 { 儿童——声尖清脆
老人——声浑厚低沉

情志 { 喜——发声欢悦而和畅
怒——发声忿厉而急疾
悲——发声悲惨而断续
敬——发声正直而严肃
爱——发声温柔而和悦

（二）病变声音

1. 发声

（1）声音高亢洪亮有力，声音连续：实证、热证、阳证。

（2）声音细弱低微无力，声音断续：虚证、寒证、阴证。

2. 其他异常声音

项目	声音特点	临床意义
重浊	语声重浊又称声重	外感风寒，或鼻疾
音哑失音	音哑—声音嘶哑 失音—完全发不出声 （两者轻重不同，但病机相同）	实证（金实不鸣）：风寒或风热犯肺，或痰浊阻肺
		虚证（金破不鸣）：肺肾阴虚，精气内伤
		暴怒呼喊或持续喧讲所致为气阴耗伤
		子喑（妊娠末期失音），属于生理现象

续表

项目	声音特点	临床意义
鼾声	熟睡或昏迷时喉鼻发出的鼻息声 { 熟睡时的鼾声 / 昏迷时的鼾声	慢性鼻病，或睡姿不当所致；体胖、年老之人也较常见 高热神昏，或中风入脏
呻吟	病痛难忍所发出的哼哼声	身有痛楚或胀满，结合姿态变化判断病痛部位
惊呼	突然发出的惊叫声，其声尖锐	小儿：剧痛、惊恐、惊风、脘腹疼痛、食积、虫积 成人：剧痛、惊恐、痫病发作、精神失常等

二、语言

（一）听语言的要点

主要辨别 { ①病人语言表达与应答能力有无异常 / ②吐词是否清晰流利

（二）语言异常的一般规律

沉默寡言，低弱断续——虚证、寒证 }
烦躁多言，高亢有力——实证、热证 } 均为心神病变

（三）内容

项目	表现特点	临床意义
谵语	神识不清，语无伦次，声高有力	热扰心神之实证
郑声	神识不清，语言重复，时断时续，声音低弱	心气大伤，精神散乱之虚证
独语	自言自语，喃喃不休，见人则止，首尾不续	心气不足，神失所养，或气郁痰结，蒙蔽心神所致，多见于癫病和郁病
错语	语言错乱，语后自知	心脾两虚，心神失养，或痰浊、瘀血、气滞蒙蔽心神
狂言	狂躁妄言，语无伦次，歌笑叫骂，不避亲疏	痰火扰心。见于狂病或伤寒蓄血证
言謇	语言謇涩，每与舌强并见	风痰阻络。见于中风先兆，或中风后遗症
夺气	言语轻缓低微，欲言不能复言	中气大虚
呓语	睡中说梦话	心火、胆热、胃气不和

三、呼吸

（一）闻呼吸的要点

主要辨别：①呼吸频率的快慢。②气息的强弱粗细。③呼吸音的清浊。

（二）呼吸异常的一般规律

主要反映肺肾诸脏及宗气的盛衰

（1）呼吸气粗而快：热证、实证。

（2）呼吸气微而慢：虚证、寒证。

（三）内容

项目	表现特点	临床意义
喘	呼吸困难，短促急迫，甚则张口抬肩、鼻翼煽动，不能平卧	总与肺肾有关，据虚实而不同
	实喘：发作急骤，气粗声高息涌，以呼出为快	风寒袭肺，或痰热壅肺
	虚喘：发作徐缓，气怯声低息微，以吸气为快	肺肾虚损，气失摄纳
哮	呼吸急促气喘，喉中痰鸣如水鸡声	内有痰饮宿疾，复感外邪引动，或久居寒湿之地，或过食酸咸生冷，或接触过敏物质所诱发
	哮与喘的区别 $\begin{cases} 喘—以气息言，喘未必兼哮 \\ 哮—以声响言，哮必兼喘 \end{cases}$	
短气	呼吸短促急数不能接续，似喘而不抬肩，虽急并无痰声，又名气短	有虚实之分
	虚：气短息微，兼见体虚神疲、头晕乏力	肺气不足，或元气大虚
	实：气短息粗，兼见胸部窒闷、胸腹胀满	痰饮、气滞、瘀阻
少气	呼吸微弱而声低，气少不足以息，言语无力，但其状态比较自然	久病诸虚劳损，或身体虚弱的表现

四、咳嗽

（一）古代咳与嗽的区别

咳——有声无痰
嗽——有痰无声 } 现代临床将咳嗽作为一个术语，与古代咳同
咳嗽——有痰有声 }

（二）听咳嗽的要点

主要辨别：咳声（但必须结合痰的量、色、质等异常变化或其他兼症）。

（三）一般规律

（1）咳嗽均为肺气上逆，主要诊察肺的病变。

（2）但与其他脏腑病变也有密切关系。古有"咳嗽不止于肺，而不离乎肺"之说。

（四）内容

咳嗽特点	兼症	临床意义
咳声重浊	痰白清稀	实证。外感风寒或痰湿聚肺
咳声不扬	痰稠色黄	热证。肺热炽盛
咳有痰声	量多易咯	痰湿阻肺
干咳	无痰，或痰少而黏，不易咳出	燥邪犯肺或肺阴亏虚
咳声低微	痰液清稀	虚证。肺气不足
咳声短促，呈阵发性、痉挛性，发则连声不绝，咳声终止时作鹭鸶叫声或鸡鸣样回声		百日咳。又称为顿咳。风邪与伏痰搏结，郁而化热，阻遏气道所致
咳声如犬吠	语声嘶哑，吸气困难	白喉。肺肾阴虚，火毒攻喉所致

五、胃肠异常声音

（一）呕吐

（1）含义：呕吐是指胃内容物（包括饮食物、痰涎、水液等）上逆，经口而出的表现。

（2）古代呕与吐的区别 $\left\{ \begin{array}{l} 呕吐——有声有物 \\ 吐——有物无声 \\ 干呕——有声无物 \end{array} \right\}$ 现代临床将呕吐作为一个术语

（3）听呕吐的要点：主要辨别呕吐声音的强弱、吐势缓急、呕吐物的性状、气味。

（4）呕吐的一般规律：① 暴病多实均为胃气上逆。② 久病多虚。

（5）内容

呕吐特点	临床意义
吐势徐缓，声音微弱，吐物清稀	虚证、寒证
吐势较急，声音壮厉，吐出黏痰黄水或酸腐或苦	实证、热证
朝食暮吐或暮食朝吐	胃反。胃阳虚，或脾肾俱虚
呕吐呈喷射状	热扰神明
口干欲饮，饮水则吐	水逆证。痰饮内停，或太阳蓄水证
餐后发生呕吐	可能是食物中毒
吐利并作	霍乱或类霍乱

（二）呃逆

（1）含义：古称哕，俗称打嗝。表现为有气上逆于咽喉而出，发出一种不由自主地冲击声音，声短而频。

（2）意义

胃气上逆 $\begin{cases} 呃声高亢、声响有力——实证、热证 \\ 呃声低沉、气弱无力——虚证、寒证 \\ 久病、重病呃逆不止，声低无力——胃气衰败，病危 \end{cases}$

（三）嗳气

（1）含义：古称噫，俗称打饱嗝。表现为气从胃向上出于喉间而发出的声音，声长而缓。

（2）意义

胃气上逆 $\begin{cases} 实证 \begin{cases} 宿食内停——嗳出酸腐气味 \\ 肝气犯胃——嗳气频作响亮，并随情志变化而增减 \end{cases} \\ 虚证：胃虚气逆——嗳气低沉断续，兼见纳差食少，多见年老体弱之人 \\ 寒证：寒邪客胃——嗳气频作连续，兼脘腹冷痛 \end{cases}$

日常饱食，或喝汽水后，偶见嗳气，不属病态。

（四）太息

（1）含义：又称叹息，病人在情绪抑郁，胸闷不畅时发出的长吁短叹声。

（2）意义：情志不遂，肝气郁结。

（五）喷嚏

（1）含义：肺气上冲于喉鼻而突然爆发的声响。

（2）意义 $\begin{cases} \text{外感风寒——喷嚏频作，兼恶寒发热，鼻流清涕} \\ \text{阳气回复——久病阳虚之人，忽发喷嚏} \end{cases}$

（六）肠鸣

（1）含义：肠鸣又称腹鸣，胃肠运动产生的声响。

（2）意义 $\begin{cases} \text{胃有水饮——声在脘部，如囊裹浆，振动有声，立行或推抚脘部，其声辘辘下行} \\ \text{肠胃虚寒——声在脘腹，辘辘如饥肠，得温得食则减，受寒饥饿时加重} \\ \text{风寒湿邪致胃肠气机紊乱——声在腹部，肠鸣如雷} \end{cases}$

巩固与练习

一、选择题

（一）A型题

1. 谵语的病因病机多由于（　　）
   A. 热扰心神　　　　　　　　B. 痰火扰心
   C. 心气大伤，精神散乱　　　D. 心气不足，神失所养
   E. 痰迷心窍，心神蒙蔽

2. 言语粗鲁，狂妄叫骂，哭笑无常，多由于（　　）
   A. 心气不足、神失所养　　　B. 热邪内陷心包
   C. 痰火扰乱心神　　　　　　D. 痰浊阻闭心窍
   E. 风痰蒙蔽清窍

3. 神识不清，语言重复，时断时续，声音低弱，称为（　　）

　　A. 谵语　　　　　B. 独语　　　　　C. 错语

　　D. 郑声　　　　　E. 言謇

4. 咳嗽阵发，发则连声不绝，咳嗽终止时有鸡鸣样回声。其病是为（　　）

　　A. 白喉　　　　　B. 百日咳　　　　C. 燥咳

　　D. 寒咳　　　　　E. 痰饮

（二）**B 型题**

A. 咳声重浊　　　　B. 咳声清脆

C. 咳声顿作　　　　D. 咳声如犬吠

E. 咳声不扬

5. 寒湿痰饮停聚于肺多见（　　）

6. 白喉多见（　　）

（三）**X 型题**

7. 语声高亢洪亮有力，声音连续的证属于（　　）

　　A. 阳证　　　　　B. 阴证　　　　　C. 寒证

　　D. 实证　　　　　E. 热证

二、名词解释

1. 哮

2. 呃逆

3. 嗳气

4. 太息

三、问答题

1. 正常声音有何特点？导致其差异的因素有哪些？

2. 试述音哑与失音的临床意义。

3. 何谓谵语、郑声、独语、错语、呓语、狂言？各有何临床意义？

4. 何谓喘？喘证怎样辨虚实？

5. 何谓哮？试述哮与喘的联系与区别。

6. 寒、热、虚、实之咳嗽各有何特征？

7. 百日咳和白喉的咳嗽各有何特点？

8. 呃逆与嗳气有何异同？

9. 怎样辨析肠鸣的意义？

参考答案

一、选择题

1. A　2. C　3. D　4. B　5. A　6. D　7. ADE

二、名词解释（略）

三、问答题（略）

第二节　嗅气味

【考点重点点拨】

1. 掌握气味主病的一般规律。

2. 熟悉口气、汗气、痰涕之气、呕吐物之气、二便之气、经带之气的异常变化和临床意义。

3. 熟悉病室气味的常见病证。

$$嗅气味内容\begin{cases}病体之气：口气、汗气、痰涕、呕吐物、二便、经带\\\qquad\qquad的异常气味\\病室之气：病体或排出物气味弥漫所致\end{cases}$$

$$一般规律\begin{cases}气味不重，或微有腥味——虚证、寒证\\气味较重，酸腐臭秽——实证、热证\end{cases}$$

一、病体之气

病体之气包括口气、汗气、痰涕之气、呕吐物之气、二便之气、经带之气。

病体之气	特征	临床意义
口气	臭秽	胃热，或口腔不洁，或龋齿，或消化不良
	酸臭	胃肠积滞
	腐臭	疮疡溃脓，或牙疳
汗气	腥膻	风湿热久蕴皮肤
	臭秽	瘟疫或暑热火毒内盛
	腋下随汗散发阵阵臊臭	湿热内蕴（狐臭病）
痰涕之气	咳痰黄稠气腥	肺热壅盛
	咳吐浊痰脓血腥臭	肺痈
	咳痰清稀量多无异味	寒饮停肺
	鼻流清涕无异常气味	外感风寒表证
	久流浊涕腥秽如鱼脑	鼻渊
呕吐物之气	清稀无气味	胃寒
	酸臭秽浊	胃热
	呕吐未消化食物气味酸腐	食滞胃脘
	呕吐脓血而腥臭	内有溃疡
二便之气	大便酸臭难闻	肠有郁热
	大便溏泄而腥	脾胃虚寒
	大便臭如败卵，矢气酸臭	宿食停滞
	小便黄赤混浊臊臭	下焦湿热
经带之气	经血臭秽	热证
	经血气腥	寒证
	带下黄稠臭秽	湿热
	带下清稀腥臭	寒湿
	带下奇臭而杂色者	多为癌病

二、病室之气

病室之气多由病体或其排出物散发于室内所形成，多属危重病证的表现。

病室气味	临床意义
臭气触人	瘟疫病
烂苹果味	消渴病
尿臊味	水肿病晚期（尿毒症）
血腥味	失血病
腐臭味	溃腐疮疡
尸臭味	脏腑衰败

巩固与练习

一、选择题

（一）A 型题

1. 体内有溃腐脓疡，口气多为（　　　）

    A. 口气酸臭　　　　　　　　B. 口气腥臭

    C. 口气腐臭　　　　　　　　D. 口有甜味

    E. 口气臊臭

（二）B 型题

A. 大便溏泻腥臭　　　　　　B. 大便溏泄腐臭

C. 大便臭如败卵　　　　　　D. 小便浑浊臊臭

E. 尿甜有苹果味

2. 消渴病的特点是（　　　）

3. 宿食停滞的特点是（　　　）

（三）X 型题

4. 口气臭秽可见于（　　　）

    A. 胃热　　　　　　　　　　B. 口腔不洁

    C. 龋齿　　　　　　　　　　D. 消化不良

    E. 寒饮停肺

二、名词解释

1. 狐臭病

2. 鼻渊

3. 肺痈

三、问答题

1. 辨分泌物排泄物气味的一般规律是什么?

2. 常见的口气异常有哪些?各有何临床意义?

3. 简述二便之气异常的辨析。

4. 辨病室之气异常的临床意义辨析。

参考答案

一、选择题

1. C　2. E　3. C　4. ABCD

二、名词解释（略）

三、问答题（略）

第三章 问 诊

第一节 问诊的意义及方法

【考点重点点拨】

1. 熟悉问诊的意义。
2. 熟悉问诊的方法和注意事项。

一、问诊的意义

意义
- 收集其他三诊无法获取的病情资料如
  - 疾病的发生、发展、变化的过程及诊治经过
  - 患者的自觉症状
  - 既往病史
  - 生活习惯
  - 饮食嗜好
- 问诊所获资料是医生分析病情、判断病位、掌握病性、辨证治疗的重要依据

二、问诊的方法

方法及注意	具体内容
适宜环境，免于干扰	应在安静适宜的环境下进行，以免受到干扰，应直接问病人，因病人对自己的情况最清楚，但病人昏迷或不能诉说时，则应向陪诊者了解病情，等病人好转之后，还应问病人，核实以前所记病史是否真实准确。但尤其注意对某些病情不便当众表述者应单独询问

续表

方法及注意	具体内容
态度和蔼，严肃认真	医生要关心病人的疾苦，视病人如亲人。问诊时，态度既要严肃认真，又要和蔼可亲，以取得病人的信任与合作。应细心询问并耐心听取病人叙述病情，以达到问诊的目的
语言亲切，通俗易懂	医生在询问病情时，语言要亲切，通俗易懂，切忌使用患者听不懂的医学术语。问诊过程中，应避免出现悲观、惊讶的语言或表情，以免增加患者的思想负担而使病情加重
围绕主诉，全面询问	应重视病人的主诉，要善于抓住主诉并围绕主诉有目的地深入询问。既要重视主症（疾病的主要症状或体征），还要了解一般兼症，广泛收集有关辨证资料，以避免遗漏病情，影响诊断
适当提示，避免套问	当病人叙述病情不够清楚或不全时，医生可对病人进行必要的提示或启发，但绝不可凭个人主观意愿去暗示、套问病人，以避免所获病情资料片面或失真
危重病人，抢救为先	对危急病人，应抓住主症扼要询问并重点检查，以便争取时机，迅速抢救病人。待病情缓解后，再进行详细询问。切不可机械地苛求完整记录而延误抢救时机，造成不良后果

巩固与练习

一、选择题

（一）A 型题

1. 下列哪项不属于问诊的范畴（　　）

    A. 家族病史　　　　　　　　B. 个人生活史

    C. 工作简历　　　　　　　　D. 饮食嗜好

    E. 既往所患疾病

（二）B 型题

A. 病体的气味　　　　　　　　B. 患者的自觉症状

C. 患病时的面色　　　　　　　D. 脉象的特征

E. 舌体的胖瘦

2. 只能通过问诊得到的内容是（　　）

3. 只能通过闻诊得到的内容是（　　）

（三）X 型题

4. 问诊的方法和注意事项包括（　　　）

A. 适宜环境，免于干扰

B. 态度和蔼，严肃认真

C. 语言亲切，通俗易懂

D. 围绕主诉，全面询问

E. 危重病人，抢救为先

二、名词解释

问诊

三、问答题

1. 问诊有何意义？

2. 问诊时应注意哪些事项？

参考答案

一、选择题

1. C　2. B　3. A　4. ABCDE

二、名词解释（略）

三、问答题（略）

第二节　问诊的内容

【考点重点点拨】

1. 掌握主诉的含义和书写主诉的要求。

2. 掌握现病史的含义和内容。

3. 熟悉一般情况、既往史、个人生活史、家族史的内容及意义。

一、问诊的内容

问诊的
内容
- 一般情况：姓名、性别、年龄、婚否、民族、职业、籍贯、工作单位等
- 主诉：最感痛苦的症状或体征及其持续时间
- 现病史：发病情况、病变过程、诊治经过、现在症状
- 既往史：既往健康状况、既往患病情况
- 个人生活史：生活经历、饮食起居、精神情志、婚姻生育
- 家族史：直系亲属的健康和患病情况、必要时直系亲属的死因

二、一般情况

（1）询问内容：患者姓名、性别、年龄、婚否、民族、职业、籍贯、工作单位、现住址等。

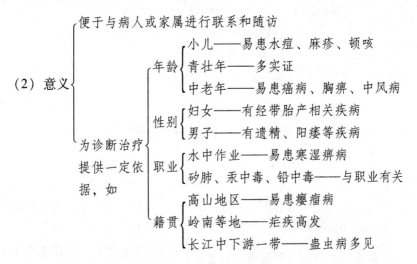

（2）意义
- 便于与病人或家属进行联系和随访
- 为诊断治疗提供一定依据，如
  - 年龄
    - 小儿——易患水痘、麻疹、顿咳
    - 青壮年——多实证
    - 中老年——易患癌病、胸痹、中风病
  - 性别
    - 妇女——有经带胎产相关疾病
    - 男子——有遗精、阳痿等疾病
  - 职业
    - 水中作业——易患寒湿痹病
    - 矽肺、汞中毒、铅中毒——与职业有关
  - 籍贯
    - 高山地区——易患瘿瘤病
    - 岭南等地——疟疾高发
    - 长江中下游一带——蛊虫病多见

三、主诉

（1）含义：病人就诊时最感痛苦的症状或体征及其持续时间。
（2）意义

①是疾病的主要矛盾所在。

②对疾病的范畴、类别、病势的轻重缓急具有重要的诊断价值。

（3）要求

①要抓住主诉。

②突出主诉四要素：部位、性质、程度、时间。

③文字精炼，不用病名，少于20字（对病历的要求）。

四、现病史

现病史是指围绕主诉从起病到此次就诊时，疾病的发生、发展、变化以及诊治的经过。

现病史包括 { 发病情况 / 病变过程 / 诊治经过 / 现在症状

（一）发病情况

（1）询问内容 { 发病时间的新久 / 发病原因或诱因 / 最初的症状及其性质、部位 / 当时曾作过何处理

（2）意义：对辨别疾病的病因、病位、病性有重要作用。

（二）病变过程

（1）询问内容 { 从起病到就诊时的病情发展变化情况 / 可按发病时间的先后顺序进行询问，如 { 发病后某一阶段出现过哪些症状 / 症状的性质、程度有何变化 / 何时加重或减轻 / 何时出现新的病情 / 病情有无变化规律 / 了解疾病邪正斗争情况

（2）意义：了解病情发展趋势。

（三）**诊治经过**

（1）询问内容 $\begin{cases} 患病后至此次就诊前所接受的诊断及治疗情况 \\ 初诊患者应询问 \begin{cases} 作过哪些检查，结果怎样 \\ 作过何种诊断 \\ 经过哪些治疗，治疗的效果及反应如何 \end{cases} \end{cases}$

（2）意义：了解既往诊治情况，可作为疾病当前诊断与治疗的参考。

（四）**现在症状**

（1）询问内容 $\begin{cases} 患者就诊时所感受到的所有痛苦和不适的症状表现 \\ 是问诊的主要内容，但因其包括的内容较多，另列 \\ 一节专门讨论 \end{cases}$

（2）意义：是辨证与辨病的重要依据。

五、既往史

既往史是指病人平素身体健康状况及除主诉所叙述的疾病以外的患病情况。

既往史包括 $\begin{cases} 既往健康状况 \\ 既往患病情况 \end{cases}$

（一）**既往健康状况**

意义：病人平素的健康状况与当前疾病有一定关系，可作为分析判断病情的依据。

如 $\begin{cases} 素体健壮——患病多发为实证 \\ 素体衰弱——患病多发为虚证 \\ 素体阴虚——易感温燥之邪，多为热证 \\ 素体阳虚——易受寒湿之邪，多为寒证 \end{cases}$

（二）既往患病情况

（1）询问内容 $\begin{cases} \text{过去曾患过何种其他疾病} \\ \text{是否接受过预防接种} \\ \text{有无药物或其他物品的过敏史} \\ \text{作过何种手术治疗} \end{cases}$

（2）意义：对诊断现患疾病有一定参考价值。

如：哮病、痫病等，虽经治疗后症状消失，但尚未根除，某些诱因常可导致旧病复发。

六、个人生活史

个人生活史包括：生活经历、饮食起居、精神情志及婚姻生育。

（一）生活经历

（1）询问内容 $\begin{cases} \text{出生地} \\ \text{居住地} \\ \text{经历地} \end{cases}$

（2）意义：助于排除某些地方病或传染病的诊断。如久居高山缺碘地区易患瘿瘤病。

（二）饮食起居

（1）询问内容 $\begin{cases} \text{平时的饮食嗜好} \\ \text{生活起居习惯} \end{cases}$

（2）意义 $\begin{cases} \text{分析判断病情} \begin{cases} \text{素嗜肥甘——多病痰湿} \\ \text{偏食辛辣——易患热证} \\ \text{贪食生冷——易患寒证} \\ \text{嗜酒过度——易患胃病、肝病} \\ \text{劳倦过度——易患诸虚劳损} \\ \text{好逸恶劳——易生痰湿} \end{cases} \\ \text{推断身体素质} \begin{cases} \text{平素喜热恶凉——素体阴气偏盛} \\ \text{平素喜凉恶热——素体阳气偏盛} \end{cases} \end{cases}$

（三）精神情志

（1）询问内容 $\begin{cases} 平素的性格特征 \\ 此次患病与情志的关系 \end{cases}$

（2）意义 $\begin{cases} 分析精神情志变化对患病的影响 \\ 提示医生对情志病人辅以心理疏导 \end{cases}$

（四）婚姻生育

（1）询问内容 $\begin{cases} 成年患者 \begin{cases} 是否结婚 \\ 结婚年龄 \\ 爱人的健康状况 \\ 有无传染病或遗传病 \\ 妇女月经初潮年龄或绝经年龄 \end{cases} \\ 育龄期女性 \begin{cases} 月经周期 \\ 行经天数 \\ 带下的量、色、质 \end{cases} \\ 已婚女性还应包括 \begin{cases} 妊娠次数 \\ 生产胎数 \\ 有无流产、早产、难产 \end{cases} \end{cases}$

（2）意义：对诊断男性疾病和妇科病证有重要意义。

六、家族史

（1）询问内容 $\begin{cases} 主要询问 \begin{cases} 病人的父母、兄弟姐妹、 \\ 爱人、子女 \\ 与病人接触密切的其他人 \end{cases} \begin{matrix} 健康和 \\ 患病情况 \end{matrix} \\ 必要时询问：直系亲属的死亡原因 \end{cases}$

（2）意义：对诊断遗传病及传染病有重要意义。

巩固与练习

一、选择题

（一）A 型题

1. 病人有无遗传性疾病，属以下哪项内容（　　　）

A. 既往史   B. 家族史

C. 个人史   D. 婚姻史

E. 生育史

2. 与籍贯或所处地区有关的是（   ）

   A. 疟疾   B. 风疹   C. 中风

   D. 月经先期   E. 头痛

（二）B 型题

A. 家族史   B. 既往史

C. 生活经历   D. 精神情志

E. 婚姻生育

3. 对地方病应重点询问（   ）

4. 对遗传病应重点询问（   ）

（三）X 型题

5. 生活经历一般包括（   ）

   A. 平素的性格特征   B. 直系亲属健康状况

   C. 出生地   D. 居住地

   E. 经历地

二、名词解释

1. 主诉

2. 现病史

三、问答题

1. 何谓主诉？主诉的四要素是什么？

2. 何谓现病史？现病史包括哪些内容？

3. 既往史和个人生活史主要包括哪些内容？

参考答案

一、选择题

1. B   2. A   3. C   4. A   5. CDE

二、名词解释（略）

三、问答题（略）

第三节 问现在症

【考点重点点拨】

1. 掌握问现在症的含义和十问歌。

2. 掌握恶寒、畏寒、恶风、寒战的区别；恶寒发热、但寒不热、但热不寒、寒热往来的概念和临床意义。

3. 掌握特殊汗出（自汗、盗汗、绝汗、战汗）、局部汗出（头汗、半身汗、手足心汗）的临床表现及意义。

4. 掌握常见疼痛的性质及其病因、病机。

5. 掌握头晕、胸闷、胁胀、脘痞、腹胀、身重、麻木、乏力的含义及意义。

6. 掌握耳鸣、耳聋、重听、目痛、目眩的虚实鉴别；目昏、雀目、歧视的异同。

7. 掌握失眠、嗜睡的含义和意义；嗜睡与昏睡的区别。

8. 掌握口渴多饮、渴不多饮、食欲减退、厌食、消谷善饥、饥不欲食的临床意义；不欲食、纳少、纳呆的区别；熟悉口淡、口甜、口黏腻、口酸、口涩、口苦、口咸的临床意义。

9. 掌握大便异常（便次、便质、排便感觉）的表现和临床意义。

10. 掌握小便异常（尿次、尿量、排尿感觉）的表现和临床意义。

11. 掌握正常经期、经量、经色、经质的特征；异常经期、经量、经色、经质的表现和临床意义；痛经的概念、表现及临床意义。

12. 掌握阳痿、遗精、早泄的概念、表现及临床意义。

13. 熟悉不同部位疼痛的特点和意义。

14. 熟悉情绪异常的常见表现及临床意义。

15. 熟悉问小儿的内容。

　　问现在症是指对病人就诊时所感到的痛苦和不适，以及与其病情相关的全身情况进行详细询问。

　　问现在症的范围广泛，明代张景岳写成了《十问篇》，后人略做修改，成为《十问歌》。

《十问歌》
> 一问寒热二问汗，三问头身四问便，
> 五问饮食六胸腹，七聋八渴俱当辨，
> 九问旧病十问因，再兼服药参机变，
> 妇女尤必问经期，迟速闭崩皆可见，
> 再添片语告儿科，天花麻疹全占验。

　　十问内容言简意赅，目前仍有指导意义，但在实际运用中，宜根据病人的不同情况，灵活而有主次地进行询问，不能千篇一律地机械套问。

一、问寒热

寒热的分类		特征
寒 （怕冷的感觉）	恶寒	自觉怕冷，多加衣被或近火取暖而寒冷不缓解
	畏寒	身寒怕冷，加衣覆被，或近火取暖而寒冷能缓解
	恶风	遇风觉冷，避之可缓的症状，较恶寒轻
	寒战	又称战栗，恶寒严重，而伴有全身发抖的症状，较恶寒甚
热 （发热的感觉）		体温高于正常
		体温正常，但患者自觉全身或局部有发热的感觉 如 $\begin{cases} 五心烦热——自觉胸中烦热，伴手足心发热 \\ 骨蒸发热——自觉有热自骨髓向外蒸发之感 \end{cases}$

（一）问寒热的意义

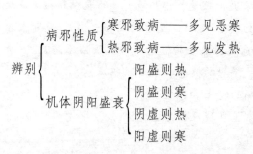

辨别 $\begin{cases} 病邪性质 \begin{cases} 寒邪致病——多见恶寒 \\ 热邪致病——多见发热 \end{cases} \\ 机体阴阳盛衰 \begin{cases} 阳盛则热 \\ 阴盛则寒 \\ 阴虚则热 \\ 阳虚则寒 \end{cases} \end{cases}$

（二）问寒热的方法

注意 {
　首先应询问 {有无怕冷
　　　　　　 有无发热
　还要询问 {寒热出现的时间
　　　　　 寒热的轻重
　　　　　 持续的长短及其兼症

（三）寒热的类型

四种 {恶寒发热
　　　但寒不热
　　　但热不寒
　　　寒热往来

1. 恶寒发热

（1）特征：恶寒与发热同时并见。

（2）意义：是表证的特征性症状。

（3）机制

①恶寒——外邪袭表，卫阳被遏，肌腠失煦。

②发热——邪气外束，玄府闭塞，卫阳郁闭。

（4）寒热轻重与感邪性质的关系

①恶寒重发热轻：外感风寒（风寒表证）。

②发热重恶寒轻：外感风热（风热表证）。

③发热轻而恶风：外感风邪（伤风表证）。

（5）寒热轻重与邪正盛衰的关系

①恶寒发热皆重：邪正俱盛。

②恶寒发热均轻：邪轻正衰。

③恶寒重发热轻：邪盛正衰。

2. 但寒不热

（1）特征：只觉怕冷不觉发热。

（2）意义：里寒证。

（3）类型

类型	临床意义	病机
新病恶寒	里实寒证；也可见于风寒表证的早期	感受寒邪较重，阳气郁遏，机体失其温煦；某些风寒表证在初期也可只出现怕冷，是发热的前奏
久病畏寒	里虚寒证	阳气虚衰，形体失于温煦

3. 但热不寒

（1）含义：只发热不觉寒冷，或反恶热。

（2）意义：里热证。

（3）热型 $\begin{cases} 壮热 \\ 潮热：日晡潮热（又称阳明潮热）、湿温潮热、阴虚潮热 \\ 微热：阴虚发热、气虚发热、血瘀发热、气郁发热 \end{cases}$

①壮热

特征：高热（体温39℃以上）持续不退，不恶寒反恶热。

意义：

里实热证 $\begin{cases} 温热病的气分证 \\ 伤寒病的阳明证 \end{cases}$

②潮热

特征：发热如潮汐之有定时，按时发热，或按时热甚。

意义 $\begin{cases} 实热：阳明腑证、湿温病 \\ 虚热：阴虚证 \end{cases}$

类型：

类型	发热特征	临床意义	机制
日晡潮热	日晡即申时（下午3～5时）发热明显，或热势更甚	阳明腑证，系胃肠燥热内结	申时为阳明经气正旺之时，正邪斗争剧烈
湿温潮热	午后发热明显，并有身热不扬（肌肤初扪之不觉很热，但扪之稍久即感灼手）	湿温病	湿邪遏制，热难透达，湿郁热蒸
阴虚潮热	午后及夜间低热，或五心烦热，或骨蒸发热	阴虚证	阴液亏虚，阴不制阳，虚热内生

③微热

特征：热势不高，一般不超过38℃，或仅自觉发热，又称长期低热。

意义：内伤疾患。

类型：

$$按病机分为\begin{cases}阴虚发热 \\ 气虚发热 \\ 血瘀发热 \\ 气郁发热\end{cases}$$

4. 寒热往来

（1）特征：恶寒与发热交替发作。

（2）意义：半表半里证。

（3）类型

类型	特征	临床意义	病机
寒热往来，发无定时	时冷时热，一日发作多次，无时间规律	少阳病	外感病邪达半表半里阶段时，邪正相争，相持不下，邪胜则恶寒，正胜则发热
寒热往来，发有定时	寒战与高热交替发作，发有定时，每日发作1次，或二三日发作1次，并兼头痛剧烈、口渴、多汗等症	疟疾	疟邪侵入人体，伏藏于半表半里之间，入与阴争则寒，出与阳争则热

二、问汗

（一）正常汗出机制

$$阳气蒸化津液从玄府达于体表成汗\begin{cases}阳气——汗出的动力 \\ 津液——汗出的物质基础 \\ 玄府——汗出的门户\end{cases}$$

（二）病理汗出特征

$$三特征\begin{cases}当汗出而无汗 \\ 不当汗出而汗多 \\ 仅见身体的某一局部汗出或无汗\end{cases}$$

（三）问汗的方法

$$应询问\begin{cases}有汗无汗\\出汗的时间\\出汗的多少\\出汗的部位\\主要兼症\end{cases}$$

（四）问汗的意义

$$判断\begin{cases}病邪的性质\\机体阴阳的盛衰\end{cases}$$

（五）问有汗无汗

1. 无汗

（1）特征：全身或某一局部无汗。

（2）内容

类型		临床意义	病机
全身无汗	表证无汗	外感风寒所致的风寒表证	因寒性收引，腠理致密，玄府闭塞所致
	里证无汗	久病阳虚或津血亏虚证	因阳气不足，蒸化无力或津血亏虚，生化乏源所致
局部无汗	半身无汗（或左或右，或上或下）	见于中风病、痿病及截瘫的病人	因风痰或瘀痰、风湿之邪阻滞患侧经络，气血运行不周所致

2. 有汗

表现为不当汗出而汗出，或汗出较多者。在疾病过程中，可表现为全身或某一局部汗出。

（1）全身有汗

类型			特征	临床意义	病机
全身有汗	表证有汗		汗出同时伴有表证的表现	外感风热之表热证或外感风邪之风邪袭表证	风性开泄，热性升散，风热袭表，腠理疏松，故见汗出
	里证有汗	自汗	经常日间汗出不止，活动后尤甚	气虚或阳虚证	由于阳气亏虚，不能固卫肌表，玄府不密，津液外泄。动则耗气，因而活动后汗出尤甚
		盗汗	入睡之后汗出，醒后则汗止	阴虚内热证，或气阴两虚证	因入睡之时，卫阳入里，肌表不固，虚热蒸津外泄，故睡时汗出；醒后卫阳复归于表，肌表固密，虽阴虚内热，也不能蒸津外出，故醒后汗止
		大汗	汗出量多	里实热证	里热亢盛，蒸津外泄
			久病重病之人出现大汗不止		据亡阳和亡阴不同而异
		绝汗	亡阳：大汗淋漓，汗稀而凉 亡阴：汗出如油，汗黏而热	病情危重，亡阳或亡阴	亡阳：因阳气暴脱，不能固护肌表，津液随阳气外泄所致
					亡阴：因阴液大伤，虚热迫津外泄所致
		战汗	先见全身恶寒战栗而后汗出	邪正相争，病变发展的转折点	如汗出热退，脉静身凉，是邪去正复之佳象；若汗出而身热不减，仍烦躁不安，脉来疾急，为邪胜正衰之危候

（2）局部有汗

类型		特征	临床意义
局部有汗	头汗	仅在头部或头项部汗出较多又称"但头汗出"	上焦热盛，迫津外泄 中焦湿热蕴结，湿郁热蒸 素体阳气偏盛，热蒸于上 元气将脱，虚阳上越，津随阳泄
	心胸汗	心胸部易汗出或汗出过多	心脾两虚或心肾不交
	手足心汗	手足心汗出过多	阴经郁热熏蒸，或阳明热盛，或中焦湿热郁蒸
	阴汗	仅在生殖器、阴囊及其周围部位出汗较多	下焦湿热郁蒸

三、问疼痛

疼痛是临床上最常见的一种自觉症状。

	病因	病机	疼痛特点
实	感受外邪 气滞血瘀 痰浊凝滞 食积停滞 虫积	均可阻滞脏腑经络气机，使气血运行不畅，"不通则痛"，属因实而致痛	痛势较剧， 持续不解， 痛而拒按
虚	气血不足 阴精亏损	均可使脏腑、组织、经络失养而致痛者，"不荣则痛"，属因虚而致痛	痛势较轻， 时有缓解， 痛而喜按

问疼痛要点：应注意询问疼痛的部位、性质、程度、时间、喜恶等。

（一）问疼痛的性质

（1）疼痛类型及意义

问疼痛的性质有助于辨析疼痛的病因病机。

疼痛性质	特点	临床意义
胀痛	痛而且胀	气滞。但头目胀痛，多见于肝阳上亢或肝火上炎
刺痛	痛如针刺	瘀血
窜痛	痛处游走不定，或走窜攻痛	风痹，或气滞
固定痛	疼痛部位固定不移	血瘀，或寒湿痹证
冷痛	痛有冷感而喜暖	寒证
灼痛	痛有灼热感而喜凉	热证
重痛	痛有沉重感	湿盛。但头部重痛，也可因肝阳上亢所致
闷痛	痛有满闷、憋闷的感觉	多见于胸部。痰浊阻肺，或痰阻心脉
绞痛	疼痛剧烈如刀绞	有形实邪阻闭气机，或寒邪凝滞气机
掣痛	抽掣牵扯而痛	多由经脉失养或阻滞不通所致。多与肝病有关
酸痛	疼痛伴有酸楚不适感	多见于湿证。唯腰膝酸痛属肾虚
隐痛	疼痛可忍，但绵绵不休	虚证
空痛	痛有空虚之感	虚证。由气血精髓亏虚，组织器官失去充养所致

（2）疼痛的一般规律

疼痛的一般规律 {
虚证——久病疼痛；痛势较轻，时有缓解，痛而喜按
实证——新病疼痛，痛势较剧，持续不解，痛而拒按
寒证——疼痛喜温，得温痛减，遇风寒加重
热证——灼热疼痛，喜凉恶热者

（二）问疼痛的部位

问疼痛的部位，可以测知病变所在的脏腑经络。

疼痛部位	病变范围	临床意义
头痛	引起头痛的原因很多，无论外感、内伤、虚、实诸证，均可导致头痛	头痛连项病属太阳经
		两侧头痛病属少阳经
		前额连眉棱骨痛病属阳明经
		颠顶痛病属厥阴经
		新发头痛，痛势较剧，多实证
		久病头痛，病势较缓，多虚证
胸痛	多为心肺病变	胸痛憋闷、痛引肩臂为胸痹
		胸背彻痛剧烈，面色青灰，手足青至节为真心痛
		胸痛身热，咳吐脓血腥臭痰为肺痈
		胸痛咯血，或痰中带血，伴潮热盗汗为肺痨
胁痛	多与肝胆病有关	肝郁气滞、肝胆湿热、肝胆火旺、瘀血阻滞以及悬饮等病证
脘痛	多为胃的病变	进食后痛势缓解多属虚证
		进食后痛势加剧多属实证
腹痛	腹部的范围很广。首先应查明疼痛的确切部位，判断病变所在脏腑；其次应结合疼痛的性质了解病证的寒热虚实	脐以上为大腹，属脾、胃病
		脐以下为小腹，病属膀胱、胞宫、大小肠
		小腹两侧为少腹，病属足厥阴肝经
腰痛	多属肾病	腰脊或腰骶部冷痛重着，阴雨天加重，多属寒湿
		腰痛如刺，固定不移，日轻夜重，多为瘀血
		腰脊疼痛连及下肢，多属经络阻滞
		腰痛连腹，绕如带状，则为带脉损伤

续表

疼痛部位	病变范围	临床意义
背痛	多与督脉、足太阳经、手三阳经病证有关	脊背痛不可俯仰者，多因督脉损伤
		背痛连及项部，常因风寒客于太阳经脉
		肩背作痛，走窜不定，遇风寒痛增者，多为风寒湿邪侵袭
四肢痛	四肢、肌肉、筋脉、关节等部位疼痛	四肢关节疼痛常见于痹病，多由风寒湿邪所致。若疼痛游走不定，为行痹；若疼痛剧烈，遇寒尤甚，得热痛缓者，为痛痹；若重着而痛，固定不移，或伴肌肤麻木不仁，为着痹
		四肢关节灼热肿胀而痛者，为热痹，因感受湿热之邪
		关节疼痛剧烈，伴肿大变形，屈伸受限者，为尪痹，多因湿热久蕴，痰瘀阻络，筋脉拘挛所致
		独见足跟或胫膝酸痛者，多属肾虚
周身痛	指头身、腰背、四肢等部位均觉疼痛	新病周身痛为实证
		久病卧床不起而周身作痛，则属虚证

四、问头身胸腹不适

（一）头晕

（1）特征：患者自觉头脑有晕旋之感，病重者感觉自身或景物旋转，站立不稳。

（2）询问要点：注意引发或加重头晕的可能因素及兼症。

（3）类型

主症	兼症	临床意义
头晕而胀，烦躁易怒	舌红苔黄，脉弦数	肝火上炎
头晕胀痛，头重脚轻	耳鸣，腰膝酸软，舌红少津，脉弦细	肝阳上亢
头晕面白，神疲体倦	每因劳累而加重，舌淡，脉细弱	气血亏虚
头晕且重，如物裹缠	胸闷呕恶，舌苔白腻者	痰湿内阻
外伤后头晕刺痛	舌暗紫，苔白	瘀血阻络

（二）胸闷

（1）特征：患者自觉胸部有痞塞满闷之感，称为胸闷，又称胸痞。

（2）类型

表现	临床意义	病机特点
胸闷，心悸气短	心气不足	
胸闷，心痛如刺	心血瘀阻	胸闷与脏腑气机不畅关系密切
胸闷，咳喘痰多	痰湿阻肺	
胸闷，胁胀善太息	肝气郁结	

（三）心悸

（1）特征：心悸是指病人自觉心跳、心慌、悸动不安，甚至不能自主的一种症状。心悸包括惊悸与怔忡。

（2）询问要点：注意心悸的轻重、特点及兼症。

（3）意义

反映心神或心脏病变 $\begin{cases}虚：心之气血阴阳亏虚 \\ 实：痰饮水湿、瘀血阻滞\end{cases}$

		临床特征	持续时间	病情轻重	联系
心悸	惊悸	因惊恐而心悸，或心悸易惊，恐惧不安	多时发时止	全身情况较好，病情较轻	心悸包括惊悸与怔忡，而怔忡常是惊悸的进一步发展
	怔忡	心跳剧烈，上至心胸，下至脐腹	持续时间较长	全身情况较差，病情较重	

（四）胁胀

（1）特征：胁的一侧或两侧有胀满不舒之感。

（2）意义

反映肝胆病变 $\begin{cases}胁胀易怒，善太息——肝气郁结 \\ 胁胀口苦，舌苔黄腻——肝胆湿热\end{cases}$

（五）脘痞

（1）特征：自觉胃脘部胀闷不舒。

（2）意义

$$反映脾胃病变\begin{cases}实：脘痞嗳腐吞酸——饮食伤胃 \\ 虚：脘痞食少便溏——脾胃虚弱\end{cases}$$

（六）腹胀

（1）特征：自觉腹部胀满痞塞不舒，如物支撑，或伴腹部增大。

（2）虚实鉴别

临床意义	虚实鉴别	常见病证
多反映脾胃或胃肠病证	时胀时减而喜按者属虚	脾胃虚弱
	持续胀满而拒按者属实	食积胃肠
		实热内结
		腹胀如鼓，皮色苍黄，腹壁青筋暴露者为臌胀。肝脾肾功能失常，气、血、水互结，聚于腹内

（七）身重

（1）特征：自觉身体有沉重酸困的感觉。

（2）意义

$$肺、脾二脏病变\begin{cases}身重浮肿，兼有表证——风邪袭肺，通调失司 \\ 身重困倦，身疲气短——脾气虚弱，湿邪困阻\end{cases}$$

（八）麻木

（1）特征：亦称不仁。是指病人肌肤感觉减退或消失。多见于头面、四肢部位。

（2）询问要点：麻木的程度及兼症。

$$（3）意义\begin{cases}气血亏虚 \\ 肝风内动 \\ 痰瘀阻络\end{cases}$$

（九）乏力

（1）特征：自觉肢体倦怠无力。

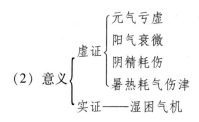

$$(2)\ 意义\begin{cases}虚证\begin{cases}元气亏虚\\阳气衰微\\阴精耗伤\\暑热耗气伤津\end{cases}\\实证——湿困气机\end{cases}$$

五、问耳目

（一）问耳

	特征	表现	临床意义
耳鸣	自觉耳内鸣响，如闻蝉鸣，或如潮声，妨碍听觉	突发耳鸣，声大如蛙聒，或如潮声，按之鸣声不减	多属实证。肝胆火盛，上扰清窍
		渐觉耳鸣，声音细小，如闻蝉鸣，按之鸣声减轻或暂止	多属虚证。肝肾阴虚，肝阳上扰；或肾虚精亏，耳失所养
耳聋	不同程度的听力减退，甚至听觉丧失	新病暴聋	实证。肝胆火逆，或邪壅上焦，耳窍失灵
		久病渐聋	虚证，精气虚衰，不能上充清窍
重听	自觉听力减退，听音不清，声音重复	骤发重听	实证，因痰浊上蒙，或风邪上袭耳窍
		渐致重听	虚证，因肾之精气虚衰，耳窍失荣

（二）问目

	特征	表现	临床意义
目痛	单目或双目疼痛	痛剧	多属实证。肝火上炎，或风热之邪上扰
		痛微	多属虚证。阴虚火旺
目眩	视物旋转动荡，如在舟车之上，或眼前如有蚊蝇飞动之感	兼头痛、头胀、头重	实证。风火上扰清窍，或痰湿上蒙清窍
		兼身疲、头晕、耳鸣	虚证。中气下陷，清阳不升，或肝肾不足，目窍失养

续表

	特征	表现	临床意义
目昏	视物昏暗不明，模糊不清	三者均为视力不同程度减退的病变，各有特点	三者病因、病机基本相同，多由肝肾亏虚，精血不足，目失充养而致。常见于久病或年老、体弱之人
雀盲	白昼视力正常，每至黄昏视物不清		
歧视	视一物成二物而不清		

六、问睡眠

（一）睡眠的生理

与睡眠相关因素
- 卫气的循行 { 卫气昼行于阳经，阳气盛则醒 / 夜行于阴经，阴气盛则眠 }
- 阴阳的盛衰 { 阴平阳秘——睡眠正常 / 阴阳失调——睡眠异常 }
- 气血的盈亏 { 气血充盈——睡眠正常 / 气血亏虚——睡眠异常 }
- 心肾的功能 { 心肾相交——睡眠正常 / 心肾不交——睡眠异常 }

（二）询问要点

注意询问
- 睡眠时间的长短
- 入睡的难易
- 有无多梦
- 伴有的兼症

（三）类型

睡眠异常
- 失眠
- 嗜睡

1. 失眠

（1）特征
$$\begin{cases} 经常不易入睡 \\ 或睡而易醒不能再睡 \\ 或睡而不酣时易惊醒 \\ 甚至彻夜不眠 \end{cases}$$

（2）病机：总因阳不入阴，神不守舍。

又分 $\begin{cases} 虚：阴血亏虚，心神失养 \\ 实：邪气干扰，心神不宁 \end{cases}$

（3）类型

		表现	临床意义
失眠	虚	心烦不易入睡，甚至彻夜不眠	多见于肾阴亏于下，心火亢于上所致心肾不交证
		睡后易醒，不易再睡	多见于心血虚，脾气虚所致的心脾两虚证
	实	睡眠时时惊醒，不易安卧	多见于胆郁痰扰证，因痰热上扰心神所致
		夜卧不安，腹胀嗳气	食滞内停，即所谓"胃不和则卧不安"

2. 嗜睡

（1）特征：不论昼夜皆睡意很浓，经常不自主地入睡，也称多寐、多眠睡。

（2）病机 $\begin{cases} 或痰湿内盛 \\ 或阳虚阴盛 \\ 或阳不出阴 \end{cases}$

（3）类型

	表现	临床意义
嗜睡	困倦嗜睡，伴头目昏沉，胸闷脘痞，肢体困重	痰湿困脾，清阳不升
	饭后嗜睡，兼神疲倦怠，食少纳呆	中气不足，脾失健运
	大病之后，精神疲乏而嗜睡	正气未复
	精神极度疲惫，欲睡而未睡，似睡而非睡（但欲寐状态），伴肢冷脉微	心肾阳衰，阴寒内盛

（4）嗜睡与昏睡的区别

	区别	常见病证
嗜睡	神疲困倦，时时欲睡，但呼之即醒，神志清楚，应答准确	痰湿困脾，或中气不足，或心肾阳衰
昏睡（属昏迷）	日夜沉睡，神志模糊不清，不能正确应答，甚则对外界刺激无任何反应	热性病出现高热昏睡，为热入心包之象
		中风病出现昏睡而有鼾声、痰鸣者，为痰瘀蒙蔽心神

七、问饮食口味

（一）问饮食口味的意义

了解 $\begin{cases} 体内津液的盈亏及输布是否正常 \\ 脾胃及相关脏腑（肝胆、大小肠、三焦）功能 \end{cases}$

（二）询问要点

注意询问 $\begin{cases} 有无口渴 \\ 饮水多少、喜冷喜热 \\ 有无食欲 \\ 食量多少、食物的喜恶 \\ 口中有无异常味觉、气味 \end{cases}$

（三）内容

1. 口渴与饮水

口渴是指口干而渴的感觉，饮水是指实际饮水的多少。

类型	表现	临床意义	病机
口不渴饮	口不渴，不欲饮	多见于寒证、湿证。或见于无明显燥热证者	寒邪或湿邪不耗津液，津液未伤
口渴欲饮	口干微渴，兼发热者	多见于外感温热病初期，伤津较轻	津液损伤所致。多见于燥证、热证，饮水量的多少直接反映津液损伤的程度
	大渴喜冷饮，兼壮热面赤，汗出，脉洪数者	里实热证。里热炽盛，津液大伤	
	口渴多饮，伴小便量多，多食易饥，体渐消瘦	消渴病	

续表

类型	表现	临床意义	病机
渴不多饮	口燥咽干而不多饮，兼颧红盗汗，舌红少津	阴虚证	阴虚伤津
	渴不多饮，兼身热不扬，头身困重，苔黄腻	湿热证	津液损伤较轻，或津液未伤，但其输布发生障碍，津液不能上承所致
	渴喜热饮，饮水不多	痰饮内停，或阳气虚弱	
	先渴饮而作呕，或饮后即吐	为饮停于胃的"水逆"证	
	口干但欲漱水而不欲咽，兼舌紫暗或有瘀斑者	瘀血内停	
	口不甚渴，饮水不多，兼热象	温病营分证	热蒸营阴上潮于口所致

2. 食欲与食量

食欲是指进食的要求和对进食的欣快感觉，食量是指实际的进食量。

（1）食欲减退

①特征

$$程度不同有三种 \begin{cases} 不欲食——不想进食，或食之无味，食量减少 \\ 纳少——进食量减少，常由不欲食引起 \\ 纳呆——无饥饿和要求进食之感，可食可不食， \\ \qquad 甚则恶食 \end{cases}$$

$$②意义 \begin{cases} 判断脾胃功能的强弱 \\ 推断疾病的预后转归 \end{cases}$$

③类型

表现	临床意义
新病食欲减退	一般是正气抗邪的保护性反映，病情较轻
久病食欲减退，兼有腹胀便溏、神疲倦怠、面色萎黄，舌淡脉虚	脾胃虚弱
食欲减退，伴头身困重，脘闷腹胀，舌苔厚腻	湿盛困脾

（2）厌食

$$①特征 \begin{cases} 厌恶食物 \\ 恶闻食味 \end{cases}$$

②意义：多为脾胃实证。

③类型

表现	临床意义
兼嗳气酸腐，脘腹胀满	食滞胃腑
厌食油腻，兼脘腹痞闷，呕恶便溏，肢体困重	脾胃湿热
厌食油腻，伴胁肋胀痛灼热，口苦泛呕，黄疸	肝胆湿热
妊娠期出现厌食	轻者属生理现象； 重者属病态，称为妊娠恶阻

（3）消谷善饥

①特征：食欲过于旺盛，进食量多，食后不久即感饥饿。

②类型

表现	临床意义
多食易饥，兼口渴心烦，口臭便秘	胃火炽盛
多食易饥，兼多饮多尿	消渴病
多食易饥，兼颈前肿物，心悸多汗	瘿病
多食易饥，兼大便溏泄	胃强脾弱

（4）饥不欲食

①特征：虽有饥饿感，但不欲食，或进食不多。

②意义：胃阴不足。

（5）偏嗜食物

①特征：偏嗜某种食物或异物。

②类型

	表现	临床意义
偏嗜食物	由于地域与生活习惯的不同常有饮食偏嗜	不属于疾病
	偏食肥甘太过	易生痰湿
	偏食生冷太过	易伤脾胃
	过食辛辣	易病燥热
	妇女妊娠期间，偏嗜酸辣等食物	一般不属病态
嗜食异物	嗜食生米、泥土、纸张等异物	虫积

另外，食欲与食量变化对疾病的预后转归有重要的意义。

	食欲与食量变化	疾病的预后转归
疾病过程中	食欲恢复，食量渐增	胃气渐复，疾病向愈之兆
	食欲逐渐不振，食量渐减	脾胃功能逐渐衰退的表现，提示病情加重
	久病或重病患者本不欲食，甚至不能食，突然欲食或暴食	称为"除中"，是中气衰败，脾胃之气将绝的危象
	自觉吞咽艰涩，梗噎不顺，伴有胸膈阻塞感，饮食难下，甚至食入即吐	称为噎膈。多因肝脾肾功能失调，痰、气、血互结，津枯血燥，渐致食管狭窄不通所致

3. 口味

（1）特征：指口中有异常的味觉或气味。

（2）不同口味的临床意义

口味	临床意义
口淡乏味	脾胃气虚，或见于寒证
口苦	肝胆火旺，或湿热内蕴
口酸	肝胃郁热、肝胃不和及饮食停滞，其中饮食停滞为口中酸馊
口咸	肾虚及寒水上泛
口涩	燥热伤津，或脏腑阳热偏盛，气火上逆
口黏腻	湿浊停滞、痰饮食积内阻，其中口甜黏腻为脾胃湿热；黏腻而苦多肝胆湿热

八、问二便

意义 $\begin{cases} 了解消化功能强弱 \\ 了解水液代谢情况 \\ 判断疾病寒热虚实 \end{cases}$

（一）大便

正常大便特征 $\begin{cases} 每日或隔日大便一次，排便顺畅 \\ 色黄质软成形 \\ 便内无脓血、黏液及未消化的食物 \end{cases}$

询问内容 {
便次异常：便秘、泄泻
便质异常：完谷不化、溏结不调、便血
排便感异常：肛门灼热、里急后重、排便不爽、滑泻失禁、肛门气坠
}

1. 便次异常

（1）便秘

①特征：大便秘结，排便困难，排便间隔时间延长，甚至多日不便。

②类型

类型	临床意义	病机
热秘	热结肠道	热结胃肠，腑气不通
冷秘	阳虚寒凝	阳虚寒凝，肠道气机滞塞
虚秘	气阴两虚	阴津亏少，肠失濡润；气虚传送无力
气秘	气机郁结	恼怒忧郁，气机郁结

（2）泄泻

①特征：便次增多，便质稀薄，甚至便稀如水样。

②不同证型

不同表现	临床意义
泻下黄糜，肛门灼热，腹痛	大肠湿热
黎明前腹痛作泄，泄后则安，伴形寒肢冷，腰膝酸软	五更泄。为肾阳命门火衰
泻下酸腐	食积内停
便质稀薄如鸭便	脾胃虚寒
泄泻与情志有关	肝气乘脾

2. 便质异常

类型	特征	临床意义
完谷不化	大便中经常含有较多未消化的食物	脾胃虚寒，或肾虚命门火衰
溏结不调	大便时干时稀	肝脾不调
	大便先干后稀	脾胃虚弱
便血	便黑如柏油，或便血紫暗，其来较远	远血胃肠热盛，迫血妄行或脾不统血
	便血鲜红，其来较近	近血肠风下血，或肛裂、痔疮出血
	大便中夹有脓血黏液（脓血便）	大肠湿热，多见于痢疾

3. 排便感异常

类型	特征	临床意义
肛门灼热	排便时肛门有灼热感	湿热泄泻或湿热痢疾
里急后重	腹痛窘迫，时时欲便，肛门重坠，便出不爽	痢疾主症之一，为大肠湿热
排便不爽	排便不通畅，有滞涩难尽之感	多因湿热蕴结，肠道气机不畅 或肝气犯脾，肠道气滞 或因食滞胃肠等所致
滑泻失禁	大便不能控制，滑出不禁，甚则便出而不自知	脾肾虚衰
肛门气坠	肛门有下坠之感，甚则脱肛	脾虚中气下陷，多因久泻或久痢所致

（二）小便

正常小便特征 {
一般日间排尿 3 ~ 5 次，夜间 0 ~ 1 次
每昼夜总尿量约 1000 ~ 1800ml
尿次和尿量受饮水、温度、出汗、年龄等因素的影响而有相应的变化
}

询问内容 {
尿量异常：尿量增多、尿量减少
尿次异常：小便频数、癃闭
排尿感异常：小便涩痛、余沥不尽、小便失禁、遗尿
}

1. 尿量异常

类型	特征	兼症	临床意义
尿量增多	尿次、尿量皆明显超过正常量次	兼小便清长，畏寒喜暖	虚寒证
		伴多饮、多食、消瘦	消渴病
尿量减少	尿次、尿量皆明显少于正常量次	兼尿黄	热盛伤津，或汗下伤津所致
		伴水肿	肺、脾、肾功能失常，气化不利，水湿内停而致

2. 尿次异常

类型	特征	兼症	临床意义
小便频数	排尿次数增多，时欲小便	新病小便频数，短赤而急迫	膀胱湿热
		久病小便频数，量多色清，夜间尤甚	肾阳不足，肾气不固
癃闭	小便不畅，点滴而出为癃，小便不通，点滴不出为闭，一般统称为癃闭	兼虚证表现	肾阳不足，或脾气虚弱
		兼实证表现	湿热蕴结，或肺热气壅，或因瘀血结石阻塞

3. 排尿感异常

类型	特征	临床意义
小便涩痛	小便排出不畅而痛，或伴急迫、灼热等感觉	湿热下注，常见于淋证
余沥不尽	小便后点滴不尽	肾气不固，膀胱失约
小便失禁	小便不能随意控制而自遗	肾气不固或下焦虚寒
	神昏而小便自遗	属危重证候
遗尿	睡眠中小便自行排出	肾气不固，膀胱失约

九、问情绪

意义
①辨识以情绪异常为主要表现的疾病，是必不可少的一个环节
②了解以躯体不适为主要表现的患者是否伴随异常情绪表现，为病因病机提供依据
③便于医生掌握病人情绪状态后，及时进行心理疏导，有利于治疗和早日康复

询问要点
①设法了解病人的主观体验
②结合观察病人的面部表情、姿态、动作讲话的声音、语气等来判断
③根据情绪反应的强度、持续时间和性质，确定患者是否存在情绪的异常

（一）抑郁

特征：持续的情绪低落。

表现	临床意义
精神抑郁，情绪低落，胸胁胀痛，痛无定处，纳呆少寐，脘闷嗳气，大便不调，苔薄白或薄腻，脉弦	肝气郁结
精神抑郁，胸闷太息，急躁易怒或不言不语，入睡困难，倦怠乏力，便溏不爽，舌苔白腻，脉弦缓	肝郁脾虚
精神抑郁，呆滞寡言，胸部闷塞，胁肋胀满，或表情淡漠，多疑善虑，或喃喃自语，或咽中有物梗塞，吞吐不得，苔白腻，脉弦滑	痰气郁结
精神恍惚，心神不宁，多疑易惊，悲忧懒动，或时时欠伸，或烦躁喊叫等多种症状，舌淡，脉弦	忧郁伤神
精神萎靡，情绪低沉，嗜卧少动，心烦惊恐，失眠多梦，面白无华，形神颓废，阳痿遗精，舌淡胖苔白，脉沉细	心肾阳虚

（二）情绪高涨

特征：病人的情感活动显著增强，表现为与环境不相符的过分的愉快、欢乐的病态喜悦。

$$意义\begin{cases}痰火内扰\\心肾阴虚，虚火内动\end{cases}$$

（三）焦虑

$$特征\begin{cases}焦虑是无缘无故的、没有明确对象和内容的焦急、紧张和恐惧\\病人自己感觉某些威胁即将来临，但说不出究竟存在何种威\\ \quad 胁或危险而焦虑，常搓手顿足，坐卧不宁，唉声叹气，惶\\ \quad 惶不可终日\\焦虑持续时间很长，最后呈现持续性或发作性惊恐状态\end{cases}$$

表现	临床意义
焦虑，惊悸不安，善恐易惊，腰膝酸软，耳鸣头晕，健忘，心烦失眠，五心烦热，舌红少苔，脉细数	心肾不交
焦虑，情绪不宁，善怒易哭，胸胁胀闷，舌质淡苔薄白，脉弦	肝郁气滞
焦虑，心悸易惊，善悲欲哭，面色苍白无华，少动懒言，神思恍惚，疲倦乏力，不思饮食，舌质淡、舌体胖大且边有齿痕、苔薄白，脉沉细而弱	心脾两虚
焦虑，胆怯易惊，惊悸不宁，失眠多梦，烦躁不安，胸闷胁胀，善太息，头晕目眩，舌红苔黄腻，脉弦滑数	胆郁痰扰

（四）恐惧

特征：病人对某种客观刺激产生的一种不合理的恐惧反应，表现为紧张、害怕等。

表现	临床意义
胆怯寡断，性情忧郁，遇事善恐，伴胸胁空痛不适，气短乏力	肝胆气虚
善思多虑，触事易恐，伴有心悸健忘，自汗气短，失眠多梦，身倦乏力，面色无华，舌淡苔薄白，脉细弱	气血两虚
性情易怒，善惊易恐，眩晕耳鸣，胸胁满闷，失眠多梦，口干口苦，舌红苔黄腻，脉弦滑数	胆郁痰扰

（五）烦躁

特征：烦即心烦，躁即躁动。烦躁是指心中烦热不安，手足躁扰不宁的表现。

意义：多与心经有火相关，神明被扰。

表现		临床意义
实	烦躁不宁，伴有发热面赤，痰黄黏稠，大便秘结，小便短黄，舌红苔黄腻，脉滑数	痰火内扰心神
	烦躁不宁，兼有瘀血征象	瘀血扰神
	烦躁失眠，谵语，口舌生疮，面赤口渴，或小便赤涩灼痛，舌尖红绛，脉数	心火亢盛

续表

	表现	临床意义
虚	虚烦不寐，躁扰不宁，伴有心悸怔忡，健忘多梦，手足心热，潮热盗汗，咽干口燥，尿黄便干，舌红少苔，脉细数	心阴亏虚，虚火扰神

十、问妇女

问妇女的内容 { 月经、带下：本章将重点介绍
妊娠、产育：在《中医妇科学》中专门讨论，本章略

（一）月经

（1）正常月经特征 { 月经初潮：多在 14 岁左右
绝经年龄：49 岁左右
月经周期：一般 28 天左右
行经天数：3～5 天
经量：中等（一般为 50～100ml）
经色：正红
经质：不稀不稠，不夹血块

（2）意义 { 判断脏腑功能的强弱（主要是肾、肝、脾、胞宫、冲任两脉）
判断气血的盛衰

（3）类型

类型	病证	表现	临床意义
经期异常	月经先期	月经周期提前 7 天以上，并连续两个月经周期以上	虚：气虚
			实：血热
	月经后期	月经周期延后 7 天以上，并连续两个月经周期以上	虚：精血亏虚，或阳气虚衰
			实：气滞或寒凝血瘀
	月经先后不定期（又称月经愆期）	月经或提前或延后 7 天以上，并连续两个月经周期以上	虚：脾肾虚损
			实：肝气郁滞，或瘀血阻滞

续表

类型	病证	表现	临床意义
经量异常	月经过多	经量较常量明显增多	虚：气虚
			实：血热
	崩漏	非经期阴道出血。势急量多者为崩；势缓量少者为漏	虚：脾肾气虚
			实：热伤冲任，或瘀阻冲任
	月经过少	经量较常量明显减少，甚至点滴即净	虚：精血亏少
			实：寒凝、血瘀、痰湿
	闭经	年逾18周岁，月经尚未来潮，或已行经后又中断，停经3个月以上	生理现象：妊娠期、哺乳期或绝经期的月经停闭、少女初潮后的一时性停经又无其他不适反应
			虚：脾肾亏损，冲任气血不足
			实：气滞或寒凝血瘀，或痰湿阻滞
经色、经质异常		经色淡红质稀	气虚或血少
		经色深红质稠	血热内炽
		经色紫暗，夹有血块	寒凝血瘀
痛经		经期或行经前后，出现周期性小腹疼痛，或痛引腰骶，甚至剧痛难忍	根据疼痛的性质特点及时间进行辨证
		经前或经期小腹胀痛或刺痛	气滞，或血瘀
		经前或经期，小腹冷痛，得温痛减	寒凝，或阳虚
		经期或经后小腹隐痛	气血两虚

（二）带下

（1）生理性带下 { 特征：妇女阴道内的一种少量白色透明、无臭的分泌物
作用：润泽阴道、防御外邪入侵

（2）病理性带下特征 { 带下量过多，淋漓不断
带下颜色、质地、气味等异常改变

（3）类型

类型	表现	临床意义
白带	带下色白量多，质稀如涕，淋漓不绝	脾肾阳虚，寒湿下注
	带下色白质稠，状如凝乳，或呈豆腐渣状，气味酸臭，伴阴部瘙痒	湿浊下注
黄带	带下色黄，质黏，气味臭秽	湿热下注
赤白带	白带中混有血液，赤白杂见	肝经郁热，或湿热下注
	中老年妇女，带下颜色赤黄略褐（古称五色带），伴气味臭秽异常	湿热夹毒下注，预后多不良，应做妇科检查，以进一步明确诊断

十一、问男子

男子生理 $\begin{cases} 阴茎勃起 \\ 排泄精液 \end{cases}$

询问要点：有无阴茎勃起、排泄精液等方面的异常情况。

（一）阳痿

（1）特征 $\begin{cases} 阴茎不能勃起 \\ 或阴茎勃起不坚 \\ 或坚而不久 \end{cases}$ 致使不能进行房事

（2）虚实类型

	实证	虚证
病程	初病多实	久病多虚
起病	骤发多实	渐发多虚
年龄	青壮年多实	老年多虚
发病	继发者多实	原发者多虚
病因	情志不遂、邪气内停，阻滞宗筋而致者多属实	房劳过度、思虑劳心忧郁太过而致者多属虚
证候	肝郁气滞、湿热下注、瘀血阻络属实证	命门火衰、心脾两虚属虚证

（二）阳强

（1）特征：阴茎异常勃起，久举不衰

（2）意义 $\begin{cases} 实证——肝火内扰 \\ 虚证——肝肾阴虚，命火妄动 \end{cases}$

（三）遗精

（1）特征：不经性交，而精液自行遗泄 $\begin{cases} 有梦而遗——梦遗 \\ 无梦而遗，甚至清醒时精液 \\ 自流——滑精 \end{cases}$

（2）意义 $\begin{cases} 实证——湿热下注 \\ 虚证 \begin{cases} 肾气不固 \\ 心肾不交 \\ 心脾两虚 \end{cases} \end{cases}$

（四）早泄

（1）特征：性交时间极短即精液自泄，不能正常行房事。

（2）意义

虚证 $\begin{cases} 肾气不固 \\ 肾阳不足 \\ 肝肾阴虚、相火妄动 \end{cases}$

十二、问小儿

（1）问小儿特点 $\begin{cases} 儿科古称"哑科"，问诊比较困难 \\ 医生主要询问陪诊者获取资料 \end{cases}$

（2）询问内容 $\begin{cases} 出生前后情况 \\ 预防接种、传染病史 \\ 发病原因 \end{cases}$

询问项目	年龄段	询问具体内容	临床意义
出生前后情况	新生儿 （出生后至1个月）	妊娠期及产育期母亲的营养健康状况，有何疾病，曾服何药，分娩时是否难产、早产	了解小儿的先天情况
	婴幼儿 （1个月至3周岁）	喂养方法及坐、爬、立、走、出牙、学语的迟早	了解小儿后天营养状况和生长发育是否符合规律
预防接种、传染病史	6个月~5周岁之间	预防接种及曾否患传染病，或传染病接触史	可作为确定诊断的重要依据。如麻疹，常可获得终身免疫力
发病原因	小儿各年龄段	有无恶寒发热，咽痛等症	因小儿脏腑娇嫩，易患外感病
		有无呕吐泄泻等症	因小儿脾胃嫩弱，消化力差，极易伤食
		有无哭闹、惊叫等症	因婴幼儿脑神经发育不完善，易受惊吓
		有无家族遗传病史	可诊断是否家族遗传病的可能

巩固与练习

一、选择题

（一）A 型题

1. 以下哪项不是导致便秘的常见原因（　　　）

    A. 胃热炽盛　　　　　　　　　B. 脾气虚

    C. 津液亏虚　　　　　　　　　D. 寒凝胃肠

    E. 阴血不足

2. 腰部冷痛深重，阴雨天加重，属（　　　）

    A. 肾虚　　　　　　　B. 瘀血　　　　　　　C. 寒湿

    D. 阳虚　　　　　　　E. 阴虚

3. 渐发如蝉，按之鸣声减轻或暂停者，多因（　　　）

    A. 肝胆火盛　　　　　　　　　B. 心火亢盛

    C. 气滞血瘀　　　　　　　　　D. 肾精亏损

    E. 痰湿犯肺

4. 胸痛憋闷，痛引肩臂者为（　　　）

A. 胸痹　　　　　　　　B. 真心痛

C. 肺痿　　　　　　　　D. 肺痈

E. 心下痞

5. 尿后余沥是由下述何项所致（　　　）

A. 肾阳不足　　　　　　B. 肾阴亏损

C. 瘀血内阻　　　　　　D. 肾气不足

E. 膀胱湿热

6. 下列何项与肝郁化火失眠无关（　　　）

A. 烦躁失眠　　　　　　B. 面红目赤

C. 心悸健忘　　　　　　D. 性急易怒

E. 脉象弦数

7. 病人消谷善饥可见于（　　　）

A. 肝火犯胃　　　　　　B. 胃火炽盛

C. 脾胃湿热　　　　　　D. 胃阴不足

E. 胆火上炎

8. 口淡是因（　　　）

A. 胃气上逆　　　　　　B. 肝胃不和

C. 脾胃湿热　　　　　　D. 燥热伤津

E. 脾胃气虚

（二）**B型题**

A. 口淡乏味　　　　　　B. 口甜黏腻

C. 口中酸腐　　　　　　D. 口中泛酸

E. 口苦

9. 脾胃湿热则（　　　）

10. 食积为（　　　）

A. 口渴喜冷饮　　　　　B. 渴喜热饮

C. 渴不欲饮　　　　　　D. 渴不多饮

E. 口干但欲漱水不欲咽

11. 瘀血证可见（　　　）

12. 实火证可见（　　　）

    A. 汗出蒸蒸   B. 动则汗出

    C. 睡时汗出   D. 半身汗出

    E. 冷汗淋漓

13. 气虚证可见（　　）

14. 阴虚证可见（　　）

    A. 头目胀痛   B. 头脑空痛

    C. 头痛连项   D. 颠顶头痛

    E. 头痛绵绵不休

15. 外感风寒的头痛特点为（　　）

16. 肝阳上亢的头痛特点为（　　）

（三）**X 型题**

17. 可致妇女经期错乱的原因有（　　）

    A. 营血亏虚   B. 肝气郁滞   C. 脾肾虚损

    D. 阴虚血热   E. 瘀血阻滞

18. 引起遗精常见的证候有（　　）

    A. 湿热下注   B. 肾气不固   C. 心肾不交

    D. 心脾两虚   E. 肺气虚弱

二、名词解释

1. 寒热往来

2. 自汗

3. 盗汗

4. 心悸

5. 脘痞

6. 雀盲

7. 嗜睡

8. 消谷善饥

9. 完谷不化

10. 里急后重

11. 余沥不尽

12. 崩漏

13. 阳痿

14. 阳强

三、问答题

1. 何谓恶寒、畏寒？各自的临床意义是什么？

2. 试述寒热的常见表现类型及其临床意义。

3. 何谓潮热？潮热有哪几种类型？

4. 试述自汗、盗汗、大汗、绝汗、战汗的表现特点及其发生机制。

5. 试述常见疼痛性质的名称、特点和意义。

6. 怎样鉴别疼痛的寒热虚实？

7. 试述头痛部位与经络病变的关系。

8. 怎样鉴别耳聋的虚实性质？

9. 导致嗜睡的常见原因有哪些？

10. 何谓失眠？简述失眠的临床分类。

11. 食欲减退有何意义？

12. 简述消谷善饥、饥不欲食的含义和临床意义。

13. 何谓便秘？导致便秘的原因有哪些？

14. 简述泄泻的临床常见证型。

15. 排尿感的异常包括哪些？

16. 试述抑郁的异常表现及临床意义。

17. 试述闭经、痛经、崩漏的概念及常见原因。

18. 试述阳痿、遗精、早泄的概念及常见原因。

参考答案

一、选择题

1. B　2. C　3. D　4. A　5. D　6. C　7. B　8. E　9. B　10. C　11. E　
12. A　13. B　14. C　15. C　16. A　17. BCE　18. ABCD

二、名词解释（略）

三、问答题（略）

第四章 切 诊

第一节 脉 诊

【考点重点点拨】

1. 掌握寸口诊法的内容、诊脉的时间、体位和指法；指目、总按、单按、举、按、寻、平息、五十脉动等术语的含义。

2. 掌握正常脉象的胃、神、根特征；各种内外环境因素对脉象的影响。

3. 掌握28脉的脉象特征和临床意义。

4. 掌握常见相兼脉象的主病。

5. 熟悉脉象形成的原理；遍诊法、三部诊法的基本内容。

6. 熟悉脉象八要素。

7. 熟悉妇人妊娠脉象、临产脉象的特点；小儿脉象的方法和意义。

一、脉象形成的原理

诊脉原理

- 脉象形成的主要脏器是心脉
  - 心——心脏搏动是脉象形成的动力
  - 脉——气血运行通道并约束血流
- 脉象形成的物质基础是气血
  - 气血充盈于脉道
  - 气血盛衰直接影响脉象
    - 盛——脉有力
    - 衰——脉无力
- 其他脏腑对脉象形成的影响
  - 肺——朝百脉
  - 脾胃——气血生化之源，脾统血
  - 肝——藏血，主疏泄，调畅气机
  - 肾——藏精，精血同源，为气之根

心主血脉，心动应脉，脉动应指，形成脉象。

二、诊脉部位

诊脉部位

遍诊法

源自《素问·三部九候论》，又称三部九候诊法

上部（头）
- 天：足少阳经（太阳穴）——候头角之气
- 人：手少阳经（耳门穴）——候耳目之气
- 地：足阳明经（巨髎穴）——候口齿之气

中部（手）
- 天：手太阴经寸口部的（太渊、经渠穴）——候肺之气
- 人：手少阴经（神门穴）——候心之气
- 地：手阳明经（合谷穴）——候胸中之气

下部（足）
- 天：足厥阴经（五里或太冲穴）——候肝之气
- 人：足太阴经（箕门穴）或足阳明经（冲阳穴）——候脾胃之气
- 地：足少阴经（太溪穴）——候肾之气

三部诊法

源自张仲景《伤寒杂病论》
- 寸口——候十二经
- 人迎——候胃气
- 趺阳——候胃气
- 也有取趺阳加太溪脉——候肾气

寸口诊法

始于《内经》，详于《难经》，推广于《脉经》

理论依据
- 寸口是手太阴肺经的动脉，肺朝百脉，五脏六腑的气血又均会合于肺，脏腑病变反映于寸口
- 肺的经脉起于中焦，与脾同属太阴，脉气相通，脾胃为气血化生之源。气血盛衰反映于寸口

寸口脉分部
- 每手分寸关尺三部
- 每部又分浮中沉三候

合称三部九候，但与遍诊法的三部九候名同实异

寸关尺分候脏腑
- 寸
  - 左寸——心
  - 右寸——肺
- 关
  - 左关——肝
  - 右关——脾
- 尺
  - 左尺——肾
  - 右尺——肾

三、诊脉方法

①时间
- 最好是清晨——因体内外环境比较安静
- 其他时间也可诊脉——但必须要求安静的内外环境
- 每次诊脉不应少于 1 分钟——古人认为的五十动

②体位
- 病人取坐位或卧位
- 直腕，手心向上，手臂放平和心脏近于同一水平
- 在腕关节背垫上脉枕

③指法
- 下指
  - 医生和病人侧向而坐
  - 最好左手诊病人右手，右手诊病人左手
  - 先中指定关，后食指定寸，无名指定尺
- 排指
  - 三指呈弓形
  - 指头平齐
  - 指目按触脉体
- 布指——布指疏密合适
  - 病人个高——医生布指疏
  - 病人个矮——医生布指密
- 运指
  - 举——浮取，轻轻用力按在皮肤上
  - 按——沉取，重指力按在筋骨间
  - 寻——中取，中等度用力按至肌肉
  - 总按——三指平布，同时按寸、关、尺三部脉。目的是总体体会脉象
  - 单按——分别用一指单按寸、关、尺其中一部脉象，重点体会某一部脉象

④平息——医生的呼吸要自然均匀，用一呼一吸的时间去计算病人脉搏的次数

四、脉象八要素

每个脉象都可用 8 个脉象要素进行分析、表述。

八要素 {
　脉位——脉动显现部位的浅深，如浮/沉
　至数——脉搏的频率，如迟/数
　脉长——脉动应指的轴向范围长短，如长/短
　脉宽——脉动应指的径向范围大小（粗细），如洪/细
　脉力——脉搏的强弱，如虚/实
　流利度——脉搏来势的流利通畅程度，如滑/涩
　紧张度——脉搏紧张或弛缓程度，如弦、紧/缓
　均匀度——脉动节律是否均匀

五、正常脉象

（一）正常脉象的特征

平脉特征 {
　胃 { 平人——脉象从容、和缓、流利
　　　病人——即使是病脉，不论浮沉迟数，但有徐和之象
　神 { 平人——脉象柔和有力，脉律整齐
　　　病人——微弱之中不至于完全无力；弦实之中仍带有柔和之象
　根——尺脉沉取应指有力

胃、神、根的盛衰有无，可判断脏腑功能盛衰，疾病的进退凶吉

（二）脉象的生理变异

平脉随人体内外因素的影响而有相应的生理性变化。

平脉的生理变异
- 四季气候
  - 春——脉稍弦
  - 夏——脉稍洪
  - 秋——脉稍浮
  - 冬——脉稍沉
- 地理环境
  - 南方人——脉多细软或略数
  - 北方人——脉多沉实
- 性别——妇女脉象较男子濡弱而略快
- 年龄
  - 年龄越小——脉越快
  - 青年体壮——脉有力
  - 老人——脉较弱或偏弦
- 体格
  - 身材高大——脉较长
  - 身材矮小——脉较短
  - 瘦人——脉常浮
  - 胖人——脉常沉
- 情志
  - 喜——脉缓
  - 怒——脉急
  - 惊——脉动
- 劳逸
  - 剧烈运动和远行之后——脉多急疾
  - 入睡之后——脉多迟缓
  - 脑力劳动者的脉多弱于体力劳动者
- 桡动脉位置异常
  - 反关脉——脉出现在寸口的背侧
  - 斜飞脉——脉不见于寸口，而从尺部斜向手背

六、病理脉象

（一）常见病脉及意义

病脉种类
- 《内经》——记载 21 种脉象
- 《伤寒杂病论》——记载 26 种脉象
- 《脉经》——记载 24 种脉象
- 《景岳全书》——只记载 16 种脉象
- 《三指禅》——记载 27 种
- 《辨证录》——记载多达 38 种
- 《濒湖脉学》——为 27 种

近代多从 28 脉论, 即《濒湖脉学》27 种加《诊家正眼》记载疾脉。

六纲脉: 指浮、沉、迟、数、虚、实 6 脉, 可作为归类脉象的纲领。

脉纲	脉名	脉象特征	临床意义
浮脉类	浮	轻取即得, 重按稍减而不空	表证, 亦见于虚阳浮越证
	洪	指下极大如波涛汹涌, 来盛去衰	气分热盛
	濡	浮而细软	虚证, 湿证
	散	浮散无根, 至数不齐	元气离散, 脏腑之气将绝
	芤	浮大中空, 如按葱管	失血, 伤阴
	革	浮而搏指, 中空外坚, 如按鼓皮	亡血, 失精, 半产, 漏下
沉脉类	沉	轻取不应, 重按始得	里证
	伏	重按推筋着骨始得	邪闭, 厥证, 痛极
	牢	沉按实大弦长	阴寒内积, 疝气, 癥积
	弱	沉而细软	阳气虚衰, 气血不足
迟脉类	迟	脉来迟慢, 一息不足四至	寒证, 亦见于邪热结聚
	缓	一息四至, 脉来怠缓	湿证, 脾胃虚弱, 亦见于平人
	涩	往来艰涩, 如轻刀刮竹	气滞血瘀, 精伤血少, 痰食内停
	结	脉来缓慢, 时见一止, 止无定数	阴盛气结, 寒痰血瘀, 气血虚衰
数脉类	数	一息五至以上	热证, 亦主里虚证
	促	脉来急数, 时见一止, 止无定数	阳盛热结, 痰食瘀滞停积, 脏气衰微
	疾	一息七至以上, 脉来急疾	阳极阴竭, 元气将脱
	动	脉形如豆, 厥厥动摇, 滑数有力	疼痛, 惊恐
虚脉类	虚	举之无力, 按之空虚	虚证
	微	极细极软, 似有似无, 至数不明	气血大虚, 阳气衰微
	细	脉细如线, 但应指明显	气血两虚, 诸虚劳损, 湿证
	代	脉来一止, 止有定数, 良久方来	脏气衰微, 痛证, 痹证, 惊恐, 跌仆损伤
	短	首尾俱短, 不及本位	有力主气郁, 无力主气虚
实脉类	实	举按均有力	实证, 亦见于平人
	滑	往来流利, 如盘走珠, 应指圆滑	痰饮, 食滞, 实热, 孕妇, 青壮年
	紧	紧张有力, 如转绳索	实寒, 痛证, 宿食
	长	首尾端直, 超过本位	阳证, 热证, 实证, 平人
	弦	端直以长, 如按琴弦	肝胆病, 疼痛, 痰饮, 疟疾, 老年健康者

(二) 脉象鉴别

有些脉象很相似, 通过比类法和对举法加以鉴别。

1. 比类法

相似之脉，容易混淆，采用同中辨异，加以区别，易于掌握。

浮与芤、革、散
- 同——四种脉象的脉位均表浅，轻取皆可得
- 异
  - 浮——轻取即得
  - 芤——浮大中空
  - 革——浮而弦，按之中空
  - 散——浮而散乱无根

沉、伏与牢
- 同——三种脉象的脉位均在皮下深层，故轻取不应
- 异
  - 沉——重按始得
  - 伏——更深于沉，紧贴于筋骨
  - 牢——沉取实大弦长，坚牢不移

迟与缓、结
- 同——三者脉率均较慢
- 异
  - 迟——一息三至
  - 缓——一息四至，但脉来怠缓无力
  - 结——缓而有歇止

数与疾、动、促
- 同——四种脉象的脉率均快于正常脉象
- 异
  - 数——一息五至以上，不足七至
  - 疾——一息七八至
  - 动——脉短如豆，滑数有力
  - 促——快而有歇止

细与微、弱、濡
- 同——四种脉象都是脉形细小且脉势软弱无力
- 异
  - 细——形小而应指明显，主要从脉的形态而言
  - 微——极软极细，按之欲绝，若有若无，脉形小且脉势弱
  - 弱——沉细而无力
  - 濡——浮细而无力，即脉位与弱脉相反

实与洪
- 同——二者在脉势上都是充实有力
- 异
  - 实——三部举按皆长大有力
  - 洪——浮大有力，来盛去衰，状若波涛汹涌

短与动 {
同——二者在脉搏搏动范围上都较小
异 {
短——常兼迟涩
动——其形如豆，常兼滑数有力之象
}
}

结与代、促 {
同——三者均属有歇止的脉象
异 {
促——脉数而中止，歇止规则
结——脉缓而中止，歇止规则
代——脉来一止，其脉率可快可慢，且歇止有规则，歇止时间较长
}
}

2. 对举法

将两种相反脉象进行对比，以鉴别脉象。

浮与沉：脉位浅深相反 {
浮——脉位表浅，主表属阳
沉——脉位深沉，主里属阴
}

迟与数：脉率快慢相反 {
迟——脉来迟慢，一息不足四至，主寒
数——脉来急速，一息五至以上不满七至，主热
}

虚与实：脉力强弱相反 {
虚——三部举按均无力，主虚
实——三部举按均有力，主实
}

滑与涩：脉的流度相反 {
滑——往来流利通畅，指下圆滑
涩——往来艰难滞涩，极不流利
}

洪与细：脉体大小和气势均相反 {
洪——脉体阔大，充实有力，来势盛而去势衰
细——脉体细小如线状，多软弱无力，但应指明显
}

长与短：脉位长短相反 {
长——脉气搏动范围超过寸关尺三部
短——脉气不及，前达不到寸部或后达不到尺部
}

紧与缓：脉的紧张力相反 {
紧——脉势紧张有力
缓——脉势和缓松弛，一息四至
}

（三）相兼脉

概念：二十八脉当中，两种以上脉象相兼而同时出现者，称为相兼脉。

主病：往往是各个脉所主病的总和。

名称	主病
浮紧脉	外感寒邪之表寒证，或风寒痹证
浮缓脉	风邪伤卫，营卫不和的太阳中风证
浮数脉	风热袭表的表热证
浮滑脉	表证夹痰，常见于素体多痰湿而又感受外邪者
沉迟脉	里寒证，常见于脾肾阳虚、阴寒凝滞者
沉弦脉	肝郁气滞，或水饮内停
沉涩脉	血瘀，尤常见于阳虚而寒凝血瘀者
沉缓脉	脾虚而水湿停留
沉细数脉	阴虚内热或血虚
弦紧脉	寒或痛，常见于寒滞肝脉，或肝郁气滞，两胁作痛等病证
弦数脉	肝郁化火或肝胆湿热、肝阳上亢
弦滑数脉	肝火夹痰，肝胆湿热或肝阳上扰，痰火内蕴等证
弦细脉	肝肾阴虚或血虚肝郁，或肝郁脾虚等证
滑数脉	痰热、湿热或食积内热
洪数脉	气分热盛，多见于外感热病

（四）真脏脉

疾病危重期出现的脉象。又称"败脉""绝脉""死脉""怪脉"。

1. 无胃之脉

（1）特征：无冲和之意，应指坚搏。

（2）举例 $\begin{cases} 偃刀脉——脉来弦急，如循刀刃 \\ 转豆脉——脉动短小而坚搏，如循薏苡子 \\ 弹石脉——急促而坚硬，如弹石 \end{cases}$

（3）意义 $\begin{cases} 邪盛正衰 \\ 胃气不能相从 \\ 心、肝、肾等脏气独现 \\ 病情重危的征兆之一 \end{cases}$

2. 无神之脉

（1）特征：脉律无序，脉形散乱。

（2）举例
- 雀啄脉——脉在筋肉间连连数急，三五不调，止而复作，如雀啄食状
- 屋漏脉——如屋漏残滴，良久一滴者
- 解索脉——脉来乍疏乍密，如解乱绳状

（3）意义
- 脾（胃）、肾阳气衰败所致
- 神气涣散
- 生命即将告终

3. 无根之脉

（1）特征：虚大无根或微弱不应指。

（2）举例
- 釜沸脉——浮数之极，至数不清，如釜中沸水，浮泛无根
- 鱼翔脉——脉在皮肤，头定而尾摇，似有似无，如鱼在水中游动
- 虾游脉——脉在皮肤，如虾游水，时而跃然而去，须臾又来，伴有急促躁动之象

（3）意义
- 釜沸脉：三阳热极，阴液枯竭
- 鱼翔脉、虾游脉：三阴寒极，亡阳于外，虚阳浮越

七、妇人脉与小儿脉

（一）妇人脉

经、孕、产
- 月经将至
  - 妇人左关尺脉，忽洪大于右手
  - 口不苦，身不热，腹不胀
- 妊娠脉象
  - 突然停经而脉来滑数冲和
  - 少阴脉动甚
- 临产脉象
  - 尺脉，急转如切绳转珠
  - 两中指顶节两旁脉搏跳动明显

（二）小儿脉

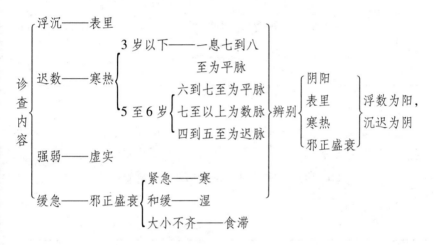

一指定三关
- 3 岁以下——拇指按在高骨脉上，不分三部定至数
- 4 岁以上——以高骨中线为关，向两侧滚转寻察三部
- 7 至 8 岁——向高骨前后两侧挪动拇指诊三部
- 9 至 10 岁以上——次第下指，依寸关尺三部诊脉
- 15 岁以上——按成人三部诊法

诊查内容
- 浮沉——表里
- 迟数——寒热
  - 3 岁以下——一息七到八至为平脉
  - 5 至 6 岁
    - 六到七至为平脉
    - 七至以上为数脉
    - 四到五至为迟脉
- 辨别
  - 阴阳
  - 表里
  - 寒热
  - 邪正盛衰
- 浮数为阳，沉迟为阴
- 强弱——虚实
- 缓急——邪正盛衰
  - 紧急——寒
  - 和缓——湿
  - 大小不齐——食滞

八、脉诊的临床意义与脉症从舍

（一）脉诊的临床意义

临床意义	举例
知表里	如脉位的浮沉。浮脉主表，沉脉主里
定寒热	如脉率的迟数。迟脉主寒，数脉主热
判虚实	如脉势的有力无力。脉有力主实，脉无力主虚
测病因	如脉浮紧为外感风寒。浮主表，紧为寒，故主外感风寒
明预后	如伤寒病，战汗之后，脉静身凉，表示正能胜邪，预后良好

（二）脉症的顺逆与从舍

1. 脉症顺逆

是指从脉症的相应、不相应来判断疾病的顺逆。

	含义	举例	意义
顺	脉与症相一致	有余病证见洪、实、数脉者为顺	提示脉症相应，说明邪气虽盛但正气不虚，足以抗邪
		久病脉来微、细、弱者为顺	提示脉症相应，说明久病正气虽然不足，但邪气也不盛
逆	脉与症不一致	有余病证见细、微、弱脉为逆	提示脉症不相应，说明邪盛正虚，易致邪陷
		久病见洪、数、实脉为逆	提示脉症不相应，表示久病正气衰而邪不退，正不胜邪

2. 脉症从舍

（1）含义：是指脉症不相应而出现假象的情况下，辨明脉与症的真假，以决定从舍。

（2）从舍的准则：舍假从真，即舍假象从本质。

（3）类型 $\begin{cases} \text{舍症从脉} \\ \text{舍脉从症} \end{cases}$

类型	含义	举例
舍症从脉	在脉真症假的情况下，必须舍症从脉	伤寒，热闭于里，症见四肢厥冷，而脉滑数，脉所反映的是真热；症所反映的是由于热邪内伏，格阴于外，出现四肢厥冷，是假寒，此时当舍症从脉
舍脉从症	在症真脉假的情况下，必须舍脉从症	阳明腑实证见迟脉，病人发热，腹胀满，大便燥结，疼痛拒按，舌红苔黄厚而焦燥，乃因热与燥屎结于阳明大肠，出现一派阳明实热证的真象，由于实热内结，阻滞血脉运行，而出现迟脉的假象，故应舍脉从症

巩固与练习

一、选择题

（一）A 型题

1. "有根"之脉象是指（   ）

    A. 不浮不沉　　　　　　　　B. 节律一致

    C. 沉取应指有力　　　　　　D. 和缓有力

    E. 不快不慢

2. 三指同时按脉，均匀用力者叫做（　　　）

    A. 浮取　　　　　B. 总按　　　　　C. 沉取

    D. 单按　　　　　E. 中取

3. 按脉时需重按推筋着骨始得为（　　　）

    A. 伏脉　　　　　B. 沉脉　　　　　C. 涩脉

    D. 弱脉　　　　　E. 牢脉

4. 微脉的脉象是（　　　）

    A. 三部脉举之无力，按之空虚。

    B. 浮而细软，应指无力

    C. 极细极软，似有似无

    D. 脉体如线，软弱无力

    E. 沉细而软，应指无力

5. 结脉、代脉、促脉，其脉象的共同点是（　　　）

    A. 脉来缓慢　　　　　　　　B. 脉来时止

    C. 止无定数　　　　　　　　D. 脉来较数

    E. 止有定数

6. 沉按实大弦长称之为（　　　）

    A. 伏脉　　　　　B. 弦脉　　　　　C. 长脉

    D. 紧脉　　　　　E. 牢脉

（二）B 型题

A. 浮滑脉　　　　　　　　　　B. 弦滑数脉

C. 洪数脉　　　　　　　　　　D. 沉涩脉

E. 弱脉

7. 肝火夹痰见（　　　）

8. 阳明热盛为（　　　）

    A. 流利圆滑如珠走盘　　　　B. 脉来数，一息五至以上

    C. 脉来急疾，一息七八至　　D. 脉来数而歇止

　E. 脉形极大，状如波涛汹涌。

9. 滑脉的脉象是（　　　）

10. 数脉的脉象是（　　　）

　A. 极软而沉细

　B. 浮而细软

　C. 寸、关、尺三部举按均无力

　D. 脉形小而软弱无力应指明显

　E. 端直以长，如按琴弦

11. 濡脉的脉象为（　　　）

12. 弱脉的脉象为（　　　）

（三）X 型题

13. 缓脉可见于（　　　）

　A. 湿证　　　　　　　　　B. 正常人

　C. 脾胃虚弱　　　　　　　D. 寒证

　E. 血瘀证

14. 气滞血瘀证的脉象有（　　　）

　A. 涩脉　　　　B. 革脉　　　　C. 结脉

　D. 促脉　　　　E. 滑脉

二、名词解释

1. 总按

2. 单按

3. 平息

4. 反关脉

5. 斜飞脉

6. 洪脉

7. 涩脉

8. 动脉

9. 细脉

10. 滑脉

11. 真脏脉

12. 釜沸脉

13. 鱼翔脉

三、问答题

1. 简述中医脉诊的原理。

2. 简述寸口诊脉候病的原理及寸口部分候的脏腑。

3. 何谓平息？为何古人强调平息切脉？

4. 何谓单按与总按？脉象要素包括哪些？各有何意义？

5. 试述脉有胃、有神、有根的表现特征。

6. 试述二十八脉的脉象特征与主病。

7. 怎样鉴别"结、促、代脉"及"细、微、弱、濡脉"？

8. 何谓相兼脉？判断相兼脉所主病证的基本原则是什么？

9. 简述小儿"一指定三关"操作方法及小儿脉象的特点。

10. 何谓脉症顺逆？

参考答案

一、选择题

1. C　2. B　3. A　4. C　5. B　6. E　7. B　8. C　9. A　10. B　11. B
12. A　13. ABC　14. ACD

二、名词解释（略）

三、问答题（略）

第二节　按　诊

【考点重点点拨】

1. 掌握按肌肤、按胸部虚里的内容及临床意义。

2. 掌握脘腹的部位划分；按腹部辨疼痛、痞满、积聚的要点。

3. 熟悉按诊的体位、手法、顺序；按诊的注意事项。

4. 熟悉胁肋部按诊中异常变化的临床意义。

5. 熟悉诊手足寒热及按手足比较诊法的临床意义。

6. 熟悉按腧穴诊病的原理；诊断各脏腑病变常用的腧穴名称。

按诊是医生用手触、摸、推、按病人的肌肤、胸腹、手足及其他病变部位，配合望、闻、问诊，并从局部冷热、硬软、疼痛、痞块或其他异常变化，从而测知病变的所在和性质的一种诊病方法。

一、按诊的方法与意义

（一）按诊的方法

1. 按诊的体位

体位 {
病人：坐位或仰卧位
医生 {
病人取坐位时：医生要面对病人，用左手稍扶病体，用右手对病人进行按诊
病人取仰卧位时：医生站在病人右侧，用右手或双手对病人进行按诊
}
}

2. 按诊的手法

（1）触、摸、按、叩四法

手法	操作要领	临床意义
触法	用手指或手掌轻触病人局部皮肤	轻触皮肤，了解凉热、润燥等情况（温度、湿度）
摸法	用手指稍用力寻抚局部	力达肌层，了解局部的感觉情况及肿物的大小形态
按法	重手按压或推寻局部	深达筋骨或腹腔内部，了解深部有无压痛或肿块，肿块的形态、质地、大小、活动程度等
叩法	医生用手叩击病人身体某部，使之震动产生叩击声、波动感或震动感	确定病变的性质和程度

（2）两种叩法

类型		操作要领	常用举例
叩法	直接叩击法	医生用手指中指指尖或并拢的二、三、四、五指的掌面轻轻地直接叩打或拍打被检部位的检查方法	臌胀病人可进行直接叩击，若叩之如鼓者为气鼓，叩之音浊者为水鼓
	间接叩击法	医生用左手掌平贴在体表，右手握成空拳叩击左手背	腰部叩击痛，多为局部腰椎病变或肾脏疾病

（3）按诊的一般顺序

按诊一般顺序 ｛ 手法：先触摸，后按压
手力：由轻到重
部位 ｛ 由浅入深
先远后近
先上后下

（4）按诊的注意事项

按诊注意事项 ｛ 医生举止要稳重大方，态度要严肃认真
根据病情，选择适当的体位和手法
手法要轻柔，避免用力过重或冷手按诊
嘱咐病人主动配合，随时反映自己的感觉
边按边察病人表情变化，了解其痛苦所在

（二）**按诊的意义**

意义 ｛ 是临床诊断疾病不可缺少的一环
可探明病位、病性和程度，并使某些病证表现客观化
对望闻问诊资料有所补充和完善
为全面分析病情、判断病证提供重要指征和依据

二、按诊的主要内容

按诊分五部分：按肌肤、按胸胁、按脘腹、按手足及按腧穴。

（一）按肌肤

包括：诊寒热、润燥、滑涩、疼痛、肿胀、疮疡。

1. 诊寒热

意义：了解 { 阴阳的盛衰 表里虚实 邪气轻重

肌肤寒热的体征及临床意义

体征	临床意义
肌肤寒冷	寒证
身冷肢厥而大汗淋漓，面色苍白，脉微欲绝	亡阳之征
肌肤灼热	阳热炽盛
汗出如油，四肢肌肤尚温而脉躁疾无力	亡阴之征
身灼热而肢厥	真热假寒
身热初按热甚，久按转轻	热在表
久按其热反甚	热在里
外感病汗出热退身凉	表邪已解
外感病无汗肌肤灼热	热甚

局部病变肌肤之寒热及临床意义

体征	临床意义
皮肤不热，红肿不明显	阴证
皮肤灼热而红肿疼痛	阳证
外伤局部发热红肿	新伤或瘀热
伤肿而皮肤不热	瘀血阻滞

2. 诊润燥、滑涩

意义：辨别 { 肌体的有汗无汗 气血津液的盈亏

诊润燥、滑涩	诊察目的	体征	临床意义
诊皮肤润燥	了解汗出与否及津液的盈亏	皮肤干燥	尚未出汗
		皮肤干瘪	津液不足
		皮肤湿润	身已出汗
诊皮肤滑涩	反映气血盛衰	皮肤滑润	气血旺盛
		皮肤枯涩	气血不足
		肌肤甲错	血虚或瘀血

3. 诊疼痛

	诊察目的	体征	临床意义
诊疼痛	辨疾病虚实	按之痛减	虚
		按之痛甚	实
	辨病位深浅	轻按即痛	病在表浅
		重按方痛	病在深部

4. 诊肿胀

意义：辨别水肿与气肿 { 按之凹陷，不能即起——水肿
按之陷下，举手即起——气肿

5. 诊疮疡

诊察目的	体征	临床意义
辨阴阳	按之肿硬而不热，根盘平塌漫肿	阴证
	按之高肿灼手，根盘紧束	阳证
辨是否成脓	按之紧硬而热不甚	无脓
	按之边硬顶软而热甚	有脓
	按之有波动感	脓已成
	轻按即痛	脓在浅表
	重按而痛	脓在深部

6. 诊尺肤

（1）尺肤部位：肘部内侧至掌后横纹之间的皮肤。

（2）意义

辨病证 {
尺肤部热甚——多为热证
尺肤部凉——多为泄泻、少气
尺肤部粗糙如枯鱼之鳞——多为精血不足，或有瘀血内阻
}

（二）按胸胁

1. 按胸部

分虚里按诊和胸部局部按诊。

（1）**虚里的部位及按虚里的方法和意义**

①部位：左乳下第四、五肋间，即心尖搏动处，为诸脉之所宗。

②临床意义：了解宗气盛衰，病之虚实，预后吉凶。

③按诊方法：病人取仰卧位，医生位于病人右侧，以右手平抚于虚里部。

④诊察要点：注意诊察动气的强弱、至数和聚散。

⑤生理特点：搏动不显，按之应手，动而不显，缓而不急，搏动直径范围约 2~2.5cm，节律清晰。

⑥病理现象：惊恐、大怒或剧烈运动后虚里动甚，片刻即能平复如常；肥胖之人因胸壁较厚，虚里搏动常不明显。

（2）**虚里的常见异常变化及临床意义**

①按之其动微弱而不显：宗气内虚，或饮停心包。

②动而应衣：宗气外泄。

③按之弹手，洪大而搏，或绝而不应：心气衰绝，证属危候。

④虚里搏动数急，时有一止：宗气不守。

⑤搏动迟弱，或久病体虚而动数：心阳不足。

⑥胸高而喘，虚里搏动散漫而数：心肺气绝。

⑦虚里动高，聚而不散：热甚。

（3）**胸部局部按诊的特征及意义**

①前胸高起，叩之膨膨然，其音轻：肺胀。

②叩之音浊或呈实音，并有胸痛：为悬饮，或肺内有肿瘤，或为肺痛，或肺痨损伤。

③局部青紫肿胀拒按，有压痛：胸部外伤，提示气滞或血瘀。

2. 按胁部

可了解肝胆疾病。

①胁痛喜按，胁下按之空虚无力：为肝虚。

②胁下肿块，刺痛拒按：多属血瘀。

③右胁下肿块，质地坚硬，按之表面凹凸不平，有压痛：考虑肝癌。

④疟疾日久，左胁下有肿块，按之硬者：为疟母。

（三）按脘腹

内容：凉热、软硬度、胀满、肿块、压痛等。

意义：协助疾病的辨证诊断。

	部位	名称	与脏腑经络关系
腹部 （膈以下）	剑突下方	心下	反映心、胃、膈的功能
	心下的上腹部	胃脘	反映胃与脾的功能
	脐以上部位	大腹	
	脐下至耻骨上缘	小腹	肠、胞宫、膀胱所居
	小腹两侧	少腹	肝经所络

1. 按脘部

诊察范围	常见体征	临床意义
胃腑病证	脘部痞满，按之较硬而疼痛	属实证，多因实邪聚结胃脘
	按之濡软而无痛者	属虚证，多因胃腑虚弱
	脘部按之有形而胀痛，推之辘辘有声	胃中有水饮

2. 按腹部

诊察范围	诊察目的	常见体征	临床意义
肝、脾、小肠、大肠、膀胱、胞宫及其附件组织的病证	辨凉热	腹部按之肌肤凉而喜温	寒证
		腹部按之肌肤灼热而喜凉	热证
		腹痛喜按	虚证
		腹痛拒按	实证

续表

诊察范围	诊察目的	常见体征	临床意义
肝、脾、小肠、大肠、膀胱、胞宫及其附件组织的病证	辨胀满	腹部胀满，按之有充实感觉，有压痛	实满
		腹部膨满，但按之不实，无压痛	虚满
		腹部高度胀大，如鼓之状 若按之有波动感，按之如囊裹水者，为水鼓 若以手叩之膨膨然如鼓，无波动感者，为气鼓	臌胀 分水鼓与气鼓
	辨肿块	腹部肿块，痛有定处，按之有形，推之不移	癥或积。病属血分
		腹部肿块，痛无定处，按之无形，推之可移。聚散不定	瘕或聚。病属气分
		左少腹作痛，按之累累有硬块	多为肠中宿粪
		右少腹作痛而拒按，或按之有包块应手，或出现"反跳痛"	肠痈
		腹部结块，按之起伏，聚散不定，或如蚯蚓蠕动	虫积

（四）按手足

意义：辨别阴阳盛衰和病邪属性。

诊察项目	体征	临床意义
手足冷热的一般规律	手足俱冷	阳虚寒盛（寒证）
	手足俱热	阳盛热炽（热证）
	热证见手足热	疾病顺候
	热证反见手足逆冷	疾病逆候，属病危
按手足寒热比较诊法	手足背热甚于手足心	外感发热
	手足心热甚于手足背	内伤发热
	额头上热甚于手心热	表热
	手心热甚于额上热	里热
小儿病诊手足寒热	指尖冷	惊厥
	中指独热	外感风寒
	中指指尖独冷	麻疹将发之兆
测阳气存亡和预后	阳虚证四肢尚温	阳气尚存，病虽重尚可治
	阳虚证四肢厥冷	预后不良

（五）按腧穴

（1）含义

腧穴是 $\begin{cases} 脏腑经络之气转输之处 \\ 内脏病反映于体表的反应点 \end{cases}$

（2）意义：按腧穴可帮助推断内脏病变。

（3）诊察内容

穴位上是否有 $\begin{cases} 结节或条索状物 \\ 压痛 \\ 其他敏感反应 \end{cases}$

脏腑病变	常用腧穴	举例
肺病	中府、肺俞、太渊	肺病可在肺俞穴摸到结节，或中府穴有压痛
心病	巨阙、膻中、大陵	
肝病	期门、肝俞、太冲	肝病在肝俞和期门穴有压痛
脾病	章门、太白、脾俞	
肾病	气海、太溪	
大肠病	天枢、大肠俞 另外，上巨虚（为大肠的下合穴）	肠痈在上巨虚（阑尾穴）有压痛
小肠病	关元	
胆病	日月、胆俞	胆道蛔虫腹痛，指压双侧胆俞则疼痛缓解，从而协助鉴别诊断
胃病	胃俞、足三里	胃病在胃俞和足三里有压痛
膀胱病	中极	

巩固与练习

一、选择题

（一）A 型题

1. 下列哪项与腧穴按诊无关（   ）

A. 局部有条索状物   B. 出现结节

    C. 有敏感反应点 　　　　　　D. 有压痛

    E. 有波动感

2. 虚里按之其动微弱而不显，多见于（　　　）

    A. 宗气内虚 　　　　　　　　B. 宗气外泄

    C. 孕妇产后 　　　　　　　　D. 痨瘵

    E. 痰饮

3. 腹部肿块，推之不移，痛有定处，为（　　　）

    A. 瘕聚 　　　　B. 痞证 　　　　C. 癥积

    D. 水臌 　　　　E. 气臌

4. 按诊臌胀病人，按之有波动感，如囊裹水者，为（　　　）

    A. 气胀 　　　　B. 水臌 　　　　C. 积水

    D. 癥积 　　　　E. 瘕聚

5. 身热初按热盛，久按热反转轻者属（　　　）

    A. 热在表 　　　　　　　　　B. 热在里

    C. 虚阳外越 　　　　　　　　D. 真寒假热

    E. 真热假寒

（二）B 型题

A. 腹部膨满，叩之膨膨然如鼓

B. 腹部胀满，按之如囊裹水

C. 腹中有块，按之坚硬，疼痛不移

D. 左腹部疼痛，按之累累有硬块

E. 腹有结块，按之起伏聚散，往来不定，或按之形如筋状，久按转移不定

6. 气鼓则（　　　）

7. 虫积则（　　　）

（三）X 型题

8. 按诊的内容包括（　　　）

    A. 按肌肤 　　　B. 按手足 　　　C. 按胁肋

    D. 按脘腹 　　　E. 按腧穴

二、名词解释

1. 尺肤

2. 虚里

3. 疟母

4. 臌胀

5. 癥积

6. 瘕聚

7. 肠痈

三、问答题

1. 按诊的手法有哪些？各有何临床特点与意义？

2. 按诊时的注意事项有哪些？

3. 如何从肌肤的寒热、润燥判断气血阴阳盛衰？

4. 何谓虚里？按虚里有何临床意义？

5. 按胁肋部常有哪些异常变化？各有何意义？

6. 简述脘腹各部位划分的名称及相关脏腑。

7. 如何通过按脘腹判断疾病的寒热虚实？

8. 怎样通过手足寒温来判断阳气的存亡与预后？

9. 诊断脏腑病变的常用腧穴有哪些？

参考答案

一、选择题

1. E 2. A 3. C 4. B 5. A 6. A 7. E 8. ABCDE

二、名词解释（略）

三、问答题（略）

第五章　八纲辨证

第一节　八纲基本证候

【考点重点点拨】

1. 掌握八纲及八纲辨证的概念。

2. 掌握表证、里证及半表半里证的概念、临床表现及辨证要点；寒证、热证的概念、临床表现及辨证要点；虚证、实证的概念、临床表现及辨证要点；阴证、阳证、阴虚证、阳虚证、亡阴证、亡阳证的概念、临床表现及辨证要点。

3. 熟悉上述证候的病因病机及证候分析。

$$
八纲基本内容
\begin{cases}
表、里——病位 \\
寒、热——病性 \\
虚、实——邪正关系 \\
阴、阳——总纲
\end{cases}
$$

一、八纲及八纲辨证的概念

（一）八纲

指表、里、寒、热、虚、实、阴、阳八个纲领。

（二）八纲辨证

指运用八纲对通过四诊所获得的病情资料进行分析，以辨别疾病现阶段病变部位的浅深、病情性质的寒热、邪正斗争的盛衰和病证类别的阴阳的方法。

二、表里辨证

含义（狭义）
- 表——皮毛、肌腠、经络
- 里——血脉、骨髓、脏腑

（一）表证

（1）概念：外感六淫、疫疠等邪气经皮毛、口鼻侵入机体，正气抗邪于肤表浅层所表现的证候。属于外感病的初期阶段。

（2）临床表现
- 外邪客表
  - 卫阳被郁——发热
  - 卫气受遏，失其"温分肉，肥腠理"功能——恶寒
- 邪滞经络，气血运行不畅——头身疼痛
- 肺主皮毛，鼻为肺窍，邪犯皮毛、口鼻，内应于肺，肺失宣肃——鼻塞流涕，喷嚏，咽喉痒痛，咳嗽等

（3）临床类型及表现
- 表寒证——恶寒重，发热轻，无汗，头身痛，苔薄白而润，脉浮紧
- 伤风表证——恶风，微发热，汗出，头痛，脉浮缓
- 表热证——发热重，恶寒轻，有汗，口微渴，咽痛，舌边尖红，脉浮数

（4）辨证要点：新病恶寒发热、脉浮等。

（二）里证

（1）概念：泛指病变部位在内，由脏腑、气血、骨髓等受病所表现的证候。

（2）临床表现：范围广泛，多种多样，可涉及气血津液、脏腑、经络等多个证候。

（3）辨证要点：脏腑、气血津液、经络等异常所致症状。

（三）半表半里证

（1）概念：指病变既非完全在表，又未完全入里，病位处于表里进退变化之中，以寒热往来等为主要表现的证候。

（2）临床表现
- 邪居半表半里，邪正交争——寒热往来
- 邪结少阳，经气郁滞——胸胁苦满
- 气机郁滞，气不条达——神情默默，心烦
- 气机不畅，影响胃腑，胃失和降——时时欲呕，不欲饮食
- 邪郁少阳，郁而化火→口苦，咽干，目眩
- 邪在少阳，气机郁滞→脉弦

（3）辨证要点：寒热往来、胸胁苦满、口苦、咽干、目眩、脉弦等。

（四）表证与里证的鉴别要点

证型＼症状	寒、热类型	其他症状	二便	舌象	脉象
表证	恶寒发热并见	伴有头身疼痛，鼻塞流涕等症；而饮食、神志等表现不明显	二便多如常	苔薄白	浮
里证	但寒不热或但热不寒	少见头身疼痛；而内脏表现突出	便秘或溏泻；尿短赤或清长	舌色、舌苔多有变化	沉

三、寒热辨证

（一）寒证

（1）概念：指感受寒邪，或阴盛阳虚所表现的具有"冷、凉"特点的证候。

$$
(2)\ 临床表现
\begin{cases}
实寒证
\begin{cases}
寒邪所伤，阳气被郁 \longrightarrow 形寒肢冷 \\
阴寒内盛，津液不伤 \longrightarrow 口淡不渴 \\
寒邪直中，损伤脾阳 \longrightarrow 大便稀溏 \\
寒主收引 \longrightarrow 脉紧
\end{cases} \\
\\
虚寒证
\begin{cases}
阳虚，温煦失职 \longrightarrow 畏寒肢冷 \\
阳虚不能温化水液 \longrightarrow 分泌物，排泄物皆为澄澈清冷 \\
脾阳久虚，运化失司 \longrightarrow 大便稀溏 \\
阳虚不化，寒湿内生 \longrightarrow 舌淡苔白而润滑 \\
阳虚鼓动无力 \longrightarrow 脉迟
\end{cases}
\end{cases}
$$

（3）辨证要点：怕冷喜暖与分泌物、排泄物澄澈清冷等共见。

（二）热证

（1）概念：指感受热邪，或脏腑阳气亢盛，或阴虚阳亢所表现的具有"温、热"特点的证候。

$$
(2)\ 临床表现
\begin{cases}
实热证
\begin{cases}
感受热邪，或脏腑阳气亢盛 \longrightarrow 发热恶热 \\
热伤津液，炼液为痰 \longrightarrow 口渴喜饮，痰黄黏稠，便干尿黄 \\
热邪蒸腾 \longrightarrow 面红目赤，舌红苔黄而干，脉数
\end{cases} \\
\\
虚热证
\begin{cases}
阴虚内热 \longrightarrow 五心烦热，潮热盗汗，舌红脉数 \\
阴虚，机体失于滋润濡养 \longrightarrow 形瘦，口咽干燥，舌少津或少苔 \\
阴津亏少，化源不足，大肠失润 \longrightarrow 小便短少，大便干结
\end{cases}
\end{cases}
$$

（3）辨证要点：发热与分泌物、排泄物黏浊色黄或干结等共见。

（三）寒证与热证的鉴别要点

鉴别点	寒证	热证
寒热喜恶	恶寒喜温	恶热喜凉
口渴	口不渴	渴喜冷饮
面色	白	赤
四肢	冷	热
大便	稀溏	秘结
小便	清长	短赤
舌象	舌淡、苔白润	舌红、苔黄燥
脉象	迟或紧	数

四、虚实辨证

（一）虚证

（1）概念：指人体阴阳、气血、津液、精髓等正气亏虚，而邪气不明显为基本病理所导致的各种证候。

（2）临床表现：因损伤正气的不同及影响脏腑器官的差异，表现各异，具体见阴虚、阳虚、气虚、血虚、津液亏虚、脏腑诸虚等证。

（3）辨证要点：临床表现具有"衰退、不足、松弛"等特征。

（二）实证

（1）概念：指人体感受外邪，或疾病过程中因阴阳气血失调，而致体内病理产物蓄积，以邪气盛实、正气不虚为基本病理所导致的各种证候。

（2）临床表现：因感邪性质、病理产物的不同及病邪侵袭、停积部位的差别，而表现各异，具体详见六淫及痰、饮、水、湿、脓、瘀血、宿食等致病因素所致的各种证候。

（3）辨证要点：临床表现具有"有余、亢盛、停聚"等特征。

（三）虚证与实证的鉴别要点

鉴别点	虚证	实证
病程	较长	较短
体质	虚弱	壮实
精神	萎靡	亢奋
声息	声息低微	声高气粗
疼痛	喜按	拒按
胸腹胀满	按之不痛，胀满时减	按之疼痛，胀满不减
发热	低热	高热
恶寒	畏寒，得衣近火则减	恶寒，添衣加被不减
舌象	舌质娇嫩，苔少或无	舌质苍老，苔厚腻
脉象	无力	有力

五、阴阳辨证

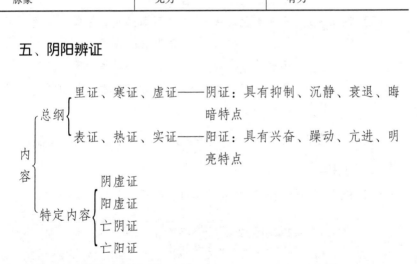

（一）阴虚证

（1）概念：指体内阴液亏少而无以制阳，滋润、濡养等作用减退所表现的证候。

（2）临床表现
- 阴虚内热——五心烦热，潮热盗汗
- 阴虚，机体失于濡养——形瘦；口咽干燥
- 阴津亏少，化源不足，大肠失润——小便短少；大便干结
- 阴虚内热，舌体失其濡养——舌红，少津或少苔
- 阴虚脉道失充，热促血行——脉细数

（3）辨证要点：口燥咽干、五心烦热、潮热盗汗、舌红少苔等。

（二）阳虚证

（1）概念：指体内阳气亏虚，机体失于温养，推动、蒸腾、气化等作用减退所表现的证候。

（2）临床表现
- 阳气亏虚——神疲乏力
- 温煦失职——畏寒肢冷
- 不能固摄津液——自汗
- 不能温化津液——口淡不渴，或喜热饮，大便稀溏，小便清长，或尿少
- 不能输布津液，水气泛溢——浮肿，面色㿠白
- 不化水津，推动无力——舌淡胖嫩，苔白滑；脉沉迟无力

（3）辨证要点：神疲乏力、畏寒肢冷、口淡不渴、舌淡胖嫩等。

（三）亡阴证

（1）概念：指体内阴液严重耗损而欲竭所表现的危重证候。

（2）临床表现
- 阴亡液脱——汗咸而黏
- 津不上承——口渴欲饮
- 失于濡润——目眶凹陷；皮肤皱瘪；唇舌干燥
- 化源不足——小便极少
- 阴液欲绝，阴竭阳浮，上扰心神——虚烦躁扰
- 阴不制阳——汗热，身热恶热，面赤唇焦，呼吸急促，脉细数疾

（3）辨证要点：汗黏如油、身热烦渴、脉细数疾等。

（四）亡阳证

（1）概念：指体内阳气极度衰微而欲脱所表现的危重证候。

（2）临床表现
- 阳气欲脱，固摄无权，津液外泄→冷汗淋漓、汗质稀淡
- 失其温煦→肌肤不温，手足厥冷
- 阳气虚脱，不能上荣→面色苍白
- 元气虚衰，鼓动无力→呼吸气弱，神情淡漠
- 阳气欲脱，舌体失荣，脉气鼓动乏力→舌淡；脉微欲绝

（3）辨证要点：冷汗淋漓、四肢厥冷、面色苍白、脉微欲绝等。

（五）亡阴证与亡阳证的鉴别要点

鉴别点	亡阳证	亡阴证
汗	汗冷，味淡，质稀	汗热，味咸，质黏
四肢肌肤	肌肤不温，四肢厥冷	肢温肌热
精神	精神萎靡	烦躁不安
渴饮	口不渴，喜热饮	口渴，喜冷饮
舌象	舌淡而润	舌红而干
脉象	脉微欲绝	脉细数或疾，按之无力

巩固与练习

一、选择题

（一）A 型题

1. 关于里证的特点，下列描述错误的选项是（　　　）

　　A. 病情一般较重　　　　　　B. 无表证特征证候

　　C. 都是慢性起病　　　　　　D. 以脏腑证候为主

　　E. 病程一般较长

2. 形成寒证的原因<u>不包括</u>下列哪项 （　　）

   A. 阳气亏虚　　　　　　　　B. 阴液不足

   C. 阴气偏盛　　　　　　　　D. 阴邪致病

   E. 阴寒内盛

3. 热证的临床表现一般<u>不包括</u>下列哪项 （　　）

   A. 便溏臭秽　　　　　　　　B. 舌苔黄腻

   C. 面红尿清　　　　　　　　D. 口干口苦

   E. 脉细而数

4. "实"的病机最根本的方面是 （　　）

   A. 邪气亢盛　　　　　　　　B. 气血瘀滞

   C. 正气旺盛　　　　　　　　D. 水液蓄积

   E. 痰浊壅滞

5. 下列哪项<u>不是</u>阴虚证的表现？

   A. 低热潮热　　　　　　　　B. 两颧潮红

   C. 无汗畏寒　　　　　　　　D. 口燥咽干

   E. 舌红少苔

（二）B 型题

A. 舌淡红苔薄白　　　　　　B. 口渴但不多饮

C. 新起恶寒发热　　　　　　D. 鼻塞或为喷嚏

E. 咳嗽吐清稀痰

6. 诊断表证最主要的症状为 （　　）

7. 表证具有特征性的表现为 （　　）

（三）X 型题

8. 下列哪些项不属八纲 （　　）

   A. 阴阳　　　　B. 标本　　　　C. 邪正

   D. 表里　　　　E. 寒热

9. 表证的表现有 （　　）

   A. 恶寒发热　　　　　　　　B. 脉象多浮

   C. 鼻塞喷嚏　　　　　　　　D. 恶心呕吐

   E. 头身疼痛

10. 下列哪项不是亡阳证的汗出特点（　　　）

　　A. 汗热味咸　　　　　　　B. 如珠如油

　　C. 汗质稀淡　　　　　　　D. 冷汗淋漓

　　E. 寐则汗出

二、名词解释

1. 阴虚证

2. 阳虚证

三、问答题

1. 何谓八纲？

2. 表证与里证的鉴别要点是什么？

3. 寒证与热证的鉴别要点如何？

4. 实证的概念是什么？实证与虚证如何鉴别？

5. 阴虚证和阳虚证的辨证要点各是什么？

6. 亡阴证与亡阳证如何鉴别？

参考答案

一、选择题

1. C　2. B　3. C　4. A　5. C　6. C　7. C　8. BC　9. ABCE

10. ABE

二、名词解释（略）

三、问答题（略）

第二节　八纲证候间的关系

【考点重点点拨】

1. 掌握表里同病、表里出入、寒热错杂、寒热转化、虚实夹杂、虚实转化的概念和临床表现；熟悉上述有关证候的病因病机及证候分析。

2. 熟悉寒热真假、虚实真假证的概念、临床表现和证候分析。

$$
\text{八纲证候间关系的内容}
\begin{cases}
\text{相兼——表里同病、寒热错杂、虚实夹杂} \\
\text{转化——表里出入、寒热转化、虚实转化} \\
\text{真假——寒热真假、虚实真假}
\end{cases}
$$

一、证候相兼

（一）表里同病

（1）概念：指在同一病人身上，既有表证表现，又有里证表现的证候。

$$
\text{（2）常见类型及表现}
\begin{cases}
\text{表里俱寒——如恶寒发热，头身疼痛，腹痛} \\
\qquad\qquad\ \text{吐泻，肢冷脉迟等} \\
\text{表里俱热——如发热，微恶风寒，汗出，咽} \\
\qquad\qquad\ \text{痛，烦躁，口渴，尿赤便结，} \\
\qquad\qquad\ \text{舌红苔黄，脉数等} \\
\text{表寒里热——如恶寒发热，头身疼痛，口渴} \\
\qquad\qquad\ \text{心烦，咳喘痰黄，尿黄，舌红} \\
\qquad\qquad\ \text{脉数等} \\
\text{表热里寒——如发热恶风，头痛咽痛，神疲} \\
\qquad\qquad\ \text{乏力，食少腹胀，大便溏泻等} \\
\text{表里俱实——如恶寒发热，无汗，头身疼痛，} \\
\qquad\qquad\ \text{腹部胀满，大便秘结，脉滑实等} \\
\text{表实里虚——如恶寒发热，无汗，头身疼痛，} \\
\qquad\qquad\ \text{腹痛，纳少，神疲乏力，便溏腹} \\
\qquad\qquad\ \text{泻，心悸失眠，舌淡脉弱等}
\end{cases}
$$

（二）寒热错杂

（1）概念：指在同一病人身上，既有寒证表现，又有热证表现的证候。

$$
（2）常见类型及表现
\begin{cases}
表寒里热——参见表里同病 \\
表热里寒——参见表里同病 \\
上热下寒——如胸中烦热、咽痛口干、频欲 \\
\qquad\qquad 呕吐，腹痛喜暖，大便稀薄等 \\
上寒下热——如胃脘冷痛，呕吐清涎，尿频， \\
\qquad\qquad 尿痛，小便短黄等
\end{cases}
$$

（三）虚实夹杂

（1）概念：指在同一病人身上，既有虚证表现，又有实证表现的证候。

（2）常见类型及表现

①虚证夹实——以虚为主，夹杂实证→温热病后期，肝肾之阴大伤，而余热未清。

②实证夹虚——以实为主，夹杂虚证→如温热病早期，实热亢盛，伤及津液虚实并重——正气亏虚，实邪阻滞→如小儿疳积，大便泄泻、完谷不化、形瘦骨立与腹部膨大、烦躁不安、舌苔厚浊等虚实表现均突出。

二、证候转化

（一）表里出入

（1）概念：指在一定条件下，病邪从表入里，或由里透表，致使表里证候发生变化。并非表里证的转变，而是邪气的表里出入变化。

（2）常见类型及表现

①表邪入里——外感病失治误治，邪气内传。如初为表寒证，邪气入里化热后，转化为肺热炽盛证。

②里邪出表——里证发展过程中，正气恢复，驱邪外出，表现出病邪向外透达的症状或体征。其结果不是里证转化为表证，是邪有出路，病情有向愈趋势。

（二）寒热转化

（1）概念：指寒证或热证在一定条件下相互转化，形成相对应的

证候。寒热转化的关键是机体阳气的盛衰。

（2）常见类型及表现

①寒证化热——原为寒证，后出现热证，而寒证随之消失。如寒湿痹病的患者，病久或过服温燥药物，由关节冷痛、重着变成红肿灼痛等。

②热证转寒——原为热证，后出现寒证，而热证随之消失。如疫毒痢治疗不及时由高热烦渴、舌红脉数突然转为冷汗淋漓、四肢厥冷等。

（三）虚实转化

（1）概念：指在疾病发展过程中，由于正邪力量对比的变化，致使虚证与实证相互转化，形成相对应的证候。

（2）常见类型及表现

①实证转虚——原先表现为实证，后来表现为虚证。为疾病的一般规律。如外感热病病久，邪热虽除，但出现津气耗伤的表现。

②虚证转实——由于正气不足，或气机运化无力，以致气血阻滞，病理产物蓄积，使邪实上升为矛盾的主要方面，而表现为以实为主的证候。其实质为因虚致实的本虚标实证。如心气虚证日久转为心脉痹阻证等。

三、证候真假

（一）寒热真假

（1）概念：指在某些疾病的严重阶段，当病情发展到寒极或热极的时候，有时会出现一些与其寒、热病理本质相反的"假象"症状或体征。

（2）常见类型及表现

①真热假寒——疾病的本质为热证，却出现某些"寒象"的表现。如里热炽盛证，因阳盛格阴而出现四肢厥冷表现。

②真寒假热——疾病的本质为寒证，却出现某些"热象"的表现。如阳气虚衰，阴寒内盛证，因虚阳上越而出现自觉发热、面部泛红如妆的表现。

（二）虚实真假

（1）概念：指疾病较为复杂或发展到严重阶段，可表现出一些不符合常规认识的征象，即当病人的正气虚损严重，或病邪非常盛实时，会出现一些与其虚、实病理本质相反的"假象"症状或体征。

（2）常见类型及表现

①真实假虚——疾病的本质为实证，却出现某些"虚象"的表现。如实邪内盛证，因湿热、瘀血阻滞经脉，气血不能畅达而表现出身体倦怠、不愿多言等貌似"虚羸"的症状。

②真虚假实——疾病的本质为虚证，却出现某些"实象"的表现。如正气亏虚证，因气血不足，运化无力，气机不畅而表现出腹胀腹痛、二便闭涩等貌似"盛实"的症状。

巩固与练习

一、选择题

（一）A 型题

1. 胸中烦热，频欲呕吐，腹痛喜暖，大便稀溏，属于（　　）

    A. 表热里寒　　　　　　　　B. 真寒假热

    C. 上热下寒　　　　　　　　D. 真热假寒

    E. 表寒里热

2. 身热反欲盖衣被，口渴，喜热饮，下利清谷，小便清长，舌淡苔白，脉大无力，属于（　　）

    A. 表热里寒证　　　　　　　B. 表寒里热证

    C. 真寒假热证　　　　　　　D. 真热假寒证

    E. 热证转化为寒证

3. 对证候真假的所谓"假"，下列各项中解释最正确的是（　　）

    A. 不合常规认识的某些症征

    B. 病人提供的临床资料有假

    C. 所有症状都是现象，皆为假

    D. 这些症与疾病本质相对立

    E. 诊断错误，未认识疾病本质

4. 下列哪项可视为"里邪出表"（　　　）

    A. 胃脘疼痛，昨恶寒发热脉浮紧

    B. 肝病胁痛五年，腹壁青筋显露

    C. 久咳久喘，今咳血量多色鲜红

    D. 麻疹发热三天，疹出烦热渐退

    E. 饮食不慎，腹痛腹泻大便臭秽

5. 寒证与热证的相互转化，关键的因素是（　　　）

    A. 邪气的性质　　　　　　　　B. 邪气的进退

    C. 邪正的对比　　　　　　　　D. 阴液的盈亏

    E. 阳气的盛衰

（二）B 型题

A. 表热证　　　　　　　　　　B. 表实证

C. 表虚证　　　　　　　　　　D. 里实证

E. 里虚证

6. 发热重，微恶寒，汗出，脉浮数，此证属于（　　　）

7. 腹内有块，腹痛拒按，便秘，苔黄，脉伏，此证属于（　　　）

（三）X 型题

8. 临床常见的证候相兼有哪些（　　　）

    A. 表实寒证　　　　　　　　　B. 里实热证

    C. 里虚热证　　　　　　　　　D. 里虚寒证

    E. 表实热证

9. 关于表证入里，下列正确的选项是（　　　）

    A. 表里俱病　　　　　　　　　B. 表里转化

    C. 主病进　　　　　　　　　　D. 主病退

    E. 病邪深入脏腑气血

10. 寒热真假，假象常表现在以下哪几个方面（　　　）

    A. 面色　　　　B. 舌象　　　　C. 肢体

    D. 皮肤　　　　E. 里证

二、名词解释

1. 寒热错杂

2. 真寒假热

3. 真热假寒

4. 真虚假实

5. 真实假虚

三、问答题

1. 表里同病的证候类型有哪些？试举例说明。

2. 何谓寒热错杂？试举例说明其证候表现。

3. 虚实夹杂的概念及临床表现如何？

4. 表里出入的特点是什么？

5. 寒热转化的关键和临床表现是什么？

6. 如何理解虚证转实？

7. 什么是真寒假热？什么是真热假寒？如何鉴别寒热真假？

参考答案

一、选择题

1. C 2. C 3. D 4. D 5. E 6. A 7. D 8. ABCDE 9. BCE

10. ACD

二、名词解释（略）

三、问答题（略）

第六章　病因辨证

【考点重点点拨】

1. 掌握风淫、寒淫、暑淫、湿淫、燥淫、火（热）淫证候的概念、临床表现及辨证要点；熟悉上述证候的病因病机及证候分析。

2. 熟悉喜伤、怒伤、忧伤、思伤、悲伤、恐伤、惊伤证候及饮食、劳逸所伤证候的临床表现与辨证要点。

```
       ┌ 外感病因辨证 ┌ 六淫辨证——风淫、寒淫、暑淫、湿淫、燥淫、
       │            │          火（热）淫证候
       │            └ 疫疠辨证——燥热疫、湿热疫
       │ 情志内伤辨证——喜伤、怒伤、忧伤、思伤、悲伤、恐伤、惊
   内  │              伤证候
   容  ┤ 劳伤辨证——劳力过度、劳神过度、房劳过度、过逸少动
       │ 食积辨证
       │ 虫积辨证
       └ 外伤辨证——跌打撞击伤、金刃枪弹伤、虫兽咬螫伤、雷电击
                    伤、烧烫伤、冻伤等
```

一、病因辨证的概念

病因辨证是指以中医病因学理论为指导，通过对病人的临床表现及病史等进行辨别，以确定病人具体病因的一种辨证方法。

二、外感病因辨证的内容

（一）六淫辨证

1. 六淫致病特点

$$共同特点\begin{cases} 起病急，病程较短 \\ 可单独致病，也可相兼致病 \\ 与季节气候和环境有关 \\ 在一定条件下可相互转化 \end{cases}$$

2. 常见证候的临床表现及发生机制

（1）风淫证候

①概念：外感风邪引起的证候，亦称为外风证，以恶风，或皮肤瘙痒瘾疹，或肢体异常运动，症状出没无常、变化迅速为特点。

$$②临床表现\begin{cases} 风袭肺卫\begin{cases} 卫阳被郁，腠理开合失调\rightarrow发热，恶风， \\ \qquad\qquad\qquad 汗出，头身痛，脉浮缓等 \\ 肺气不利\rightarrow鼻塞、咳嗽等 \end{cases} \\ 风袭水泛——肺失宣降，水道不通\rightarrow突发眼睑，头 \\ \qquad\qquad 面，四肢水肿，伴微恶风寒，小便短少， \\ \qquad\qquad 脉浮 \\ 风客肌肤——荣卫不和，气血壅滞\rightarrow皮肤瘙痒，或 \\ \qquad\qquad 出现红色丘疹，时发时止等 \\ 风历关节——阻滞于关节筋脉\rightarrow肢体关节游走性疼痛 \\ 风袭经络——经气阻滞，筋脉拘急\rightarrow颜面肌肤麻木 \\ \qquad\qquad 不仁，口眼歪斜，或颈项强直，口噤不 \\ \qquad\qquad 开，甚至肢体抽搐等 \end{cases}$$

③辨证要点：恶风，汗出，或突发瘙痒，瘾疹，或肢体关节游走性疼痛等。

（2）寒淫证候

①概念：外感寒邪引起的证候，亦称为外寒证，以形寒肢冷，得温

症状减轻为特点。

②临床表现
- 寒袭肌表
  - 卫阳内郁，腠理闭塞——恶寒，发热，无汗，脉浮紧等阻滞经络，气血运行不畅——头项强痛、骨节疼痛等
- 寒邪直中
  - 寒邪犯肺，肺失宣降——咳喘，咯白痰，面白肢冷，脉沉紧或迟等
  - 寒中脾胃，遏制脾胃阳气，阻滞气机——脘腹冷痛喜温，肠鸣吐泻，面白肢冷，脉沉紧或迟等
- 寒客关节——阻滞于关节肌肉——关节冷痛，肢体拘急，屈伸不利等

③辨证要点：恶寒，无汗，形寒肢冷或局部冷痛喜温，或咳嗽，哮喘，咯白痰等。

（3）暑淫证候

①概念：外感暑邪引起的证候，且有发热恶热及津气耗伤的症状，严重时可引动肝风，扰动心神。

②临床表现
- 暑热内郁——暑热侵袭，耗气伤津——发热口渴，神疲气短，心烦头晕，汗出，小便短黄，舌红苔黄干等
- 暑湿内蕴——暑邪挟湿，侵袭人体——身热不扬，烦躁，口渴，胸脘满闷，纳呆，呕恶，便溏，肢体困重，舌红苔黄腻，脉濡数等
- 暑热动风——暑热炽盛，引动肝风——高热，神昏，四肢抽搐，甚至角弓反张、牙关紧闭等
- 暑闭气机——暑热卒中，闭阻气机——突然昏倒，身热汗少，手足厥冷，气喘不语，牙关紧闭等

③辨证要点：有明显的季节性，夏季发热，汗多，神疲困倦，脉虚数，甚至神昏，抽搐等。

（4）湿淫证候

①概念：外感湿邪引起的病证，亦称为外湿证，有局部或全身重困、痞闷、分泌排泄物增多而秽浊、苔腻及起病缓慢，病情迁延难愈的特点。

②临床表现
- 湿困肌表
  - 卫阳内郁，气机不畅——身热，肢体倦怠，身重而痛，脉濡，苔腻等
  - 湿邪阻遏清阳——头重如裹或胀痛
- 湿浸肌肤——与气血相搏——皮肤生疮，破溃流黄水，或伴奇痒等
- 湿阻中焦
  - 气机不畅，脾运失常——胸闷，纳少，恶心，呕吐，脘腹胀满，便溏，肢体沉重等，或见肢体肿胀
  - 湿浊下注——女子带下量多而白、小便混浊或不利
- 湿伤关节——流注关节，阻滞气血运行——肢体、关节酸痛重着，屈伸不利等

③辨证要点：头重如裹，肢体关节酸痛重着，胸脘满闷，纳呆呕恶，舌苔腻、脉濡或缓等。

（5）燥淫证候

①概念：外感燥邪引起的病证，亦称为外燥证，以耗伤津液、易伤肺脏，症状多干燥不润为特点。

②临床表现
- 温燥
  - 燥热客于肌表——发热，微恶风寒，汗出，头痛，脉浮数
  - 燥热伤肺津，肺失润降——鼻咽干燥，口渴喜饮，干咳无痰或痰少而黏痰中带血，尿赤便干，舌红苔薄黄或薄白而干
- 凉燥
  - 燥寒束表——恶寒发热，无汗，头痛，脉浮
  - 燥寒袭肺，耗伤肺津，肺气宣降失常——喉痒、咳嗽少痰，鼻塞，口鼻。舌咽干燥

③辨证要点：秋季干咳，口、鼻、唇、咽及皮肤干燥，尿赤便干等。

④温燥证与凉燥证的异同点比较

证候	相同表现	不同表现	舌象与脉象
温燥证	口燥咽干唇裂，少涕，干咳少痰或痰少而黏，口渴欲饮，便干尿黄，舌苔干燥	发热有汗，咽喉疼痛	舌红苔薄黄，脉浮数
凉燥证		恶寒发热，头微痛，无汗	舌苔薄白，脉浮紧

（6）火（热）淫证候

①概念：外感火热病邪引起的病证，以耗伤津液、热邪扰心、动血、动风、腐肉等为特点。

②临床表现
- 风热犯表——发热，微恶风寒，咽痛咳嗽，苔薄黄，脉浮数
- 邪热内燔——面红目赤，口渴，便干尿赤，舌质红绛，脉洪数或细数
- 热邪扰心、伤津、动血、动风、腐肉——烦躁，谵妄，衄血，吐血，斑疹，或狂越，痈脓

③辨证要点：壮热，渴喜冷饮，局部红肿热痛，舌红苔黄，脉数等。

（二）疫疬辨证

1. 疫疬致病特点

共同特点
- 传染性强，易于流行
- 特异性强，症状相似
- 发病急骤，病情危笃

2. 常见临床表现及发生机制

燥热疫——热毒充斥表里、脏腑，津血大亏──→高热，头身
　　　　　痛剧，狂躁谵妄，或吐衄发斑，甚或猝然仆地不
　　　　　省人事，舌绛苔焦或生芒刺

湿热疫——湿遏热伏，邪阻膜原，三焦气滞，传变多端──→先
　　　　　憎寒发热，后但热不寒，午后热甚，或猝发黄疸，
　　　　　或神昏谵语，或痰喘肿胀，舌红或绛，苔浊腻或
　　　　　见积粉苔，脉濡数

3. 辨证要点
传染性强、症状相似、发病急、病情重、传变快。

（三）情志辨证

1. 情志致病特点

共同
特点
{
触遇即发，发即里证
不同情志过激所伤害的脏腑及所引起的气血失调的倾向不同
　常导致精神性症状及身心失调性疾病
病证的发作、消失及轻重变化常与患者的情绪波动密切相关
}

2. 常见临床表现及发生机制

喜伤证候——喜则气缓，喜伤心，心神不安──→喜笑不休，神
　　　　　情恍惚，精神涣散，甚则语无伦次，举止失常
怒伤证候——怒则气上，怒伤肝──→烦躁易怒，胸胁胀闷，
　　　　　眩晕耳鸣，面红目赤，气逆呕血，甚则昏厥
忧思伤证候——思则气结，忧思伤心脾──→精神抑郁，闷闷
　　　　　　不乐，食少倦怠，消瘦，健忘，心悸，失眠，
　　　　　　反应迟钝，表情淡漠
悲伤证候——悲则气消，悲伤心肺──→善悲欲哭，面色惨淡，
　　　　　　　　　　　　　　　　神气不足
惊恐伤证候——惊则气乱，恐则气下，惊恐伤心肾──→怵惕不
　　　　　　安，遗精滑精，二便失禁；惊悸怔忡，胆怯，
　　　　　　短气自汗，坐卧不安，多梦

（四）饮食劳逸辨证

1. 饮食、劳逸致病特点

共同特点 { 起病徐缓，逐渐加重，病程较长
伤及脏腑气血，亦可损及筋肉、经络及关节
多表现为虚证和慢性病

2. 常见临床表现及发生机制

饮食所伤证候——饮食不节或不洁，脾运失常，胃肠功能紊乱→脘腹胀满疼痛拒按、嗳腐吞酸、大便或矢气恶臭等

过劳所伤证候——体力过劳耗伤脾气，房劳伤肾，脑力过劳伤及心脾→倦怠无力，嗜卧，饮食减退，心悸健忘，神思恍惚，阳痿早泄，遗精滑精，腰膝酸软等

过逸伤证候——气机不利，血行不畅，痰浊内生→体胖行动不便，肌肉松软，肢软乏力，动则气喘

巩固与练习

一、选择题

（一）A 型题

1. 恶热、汗出、口渴、疲乏、尿黄、舌红、苔黄，脉虚数，属于（ ）

    A. 温燥证   B. 风淫证   C. 火淫证

    D. 暑淫证   E. 中暑证

2. 下列各项中，不属于火淫证候特征的是（ ）

    A. 面红目赤   B. 吐血、衄血

    C. 斑疹或痈脓   D. 面色黄晦

    E. 壮热口渴

3. 下列各项中，属于凉燥与温燥共同症状的是（　　）

    A. 咳嗽   B. 口渴不欲饮   C. 脉浮数

    D. 舌白而干   E. 有汗

4. 下列各项中，属于寒淫证候的临床表现的是（　　）

    A. 皮肤瘙痒   B. 手足拘急

    C. 肢体麻木   D. 四肢抽搐

    E. 角弓反张

5. 下列各项中，<u>不属于</u>湿邪为病的主要表现的是（　　）

    A. 酸楚   B. 困重   C. 闷胀

    D. 无汗   E. 舌苔腻浊

（二）B 型题

A. 恶寒发热，无汗头痛

B. 发热恶风，头痛汗出

C. 恶热汗出，口渴乏力尿黄

D. 发热体倦，头重胸闷不渴

E. 发热口渴，谵妄吐衄

6. 火淫证候可见（　　）

7. 风淫证候可见（　　）

（三）X 型题

8. 火淫证候的主要临床表现为（　　）

    A. 谵妄   B. 疲乏   C. 烦躁

    D. 斑疹   E. 烦躁

9. 湿淫证候的临床表现有（　　）

    A. 胸闷气短   B. 关节屈伸不利

    C. 小便清长   D. 首如裹

    E. 四肢懈怠

10. 疫疠的致病特点是（　　）

    A. 起病即为里热   B. 发病急剧

    C. 无寒热   D. 病情凶险

    E. 具有传染性

二、名词解释

1. 风淫证

2. 暑淫证

三、问答题

1. 何谓病因辨证？包括哪些具体内容？

2. 试述六淫证候的临床表现。

3. 温燥证与凉燥证如何鉴别？

参考答案

一、选择题

1. D　2. D　3. A　4. B　5. D　6. E　7. B　8. ACDE　9. ADE

10. BDE

二、名词解释（略）

三、问答题（略）

第七章　气血津液辨证

第一节　气病辨证

【考点重点点拨】

1. 掌握气虚证，气陷证，气不固证，气脱证的概念、临床表现和辨证要点。

2. 掌握气滞证，气逆证，气闭证的概念、临床表现和辨证要点。

3. 熟悉上述证候的病因病机及证候分析。

气病辨证内容 $\begin{cases} 虚证——气虚证，气陷证，气不固证，气脱证 \\ 实证——气滞证，气逆证，气闭证 \end{cases}$

一、气虚证

（1）概念：指元气不足，气的功能减退，或脏腑组织功能活动减退所表现的虚弱证候。

（2）病因 $\begin{cases} 久病体虚 \\ 年老体弱 \\ 劳累过度 \\ 先天禀赋不足 \\ 后天饮食失调 \end{cases}$

（3）临床表现

- 元气亏虚，推动无力，脏腑组织功能减退——神疲乏力，少气懒言
- 清阳不升，头目失养——头晕目眩
- 卫外不固，腠理疏松，防御失职——自汗易感
- 动则耗气——活动时诸症加剧
- 气虚无力运血，血不上荣于舌——舌淡
- 气虚无力鼓动血脉——脉象按之无力

（4）辨证要点：神疲乏力，少气懒言，自汗，动则诸症加剧，舌淡脉虚等。

二、气陷证

（1）概念：指气虚无力升举，清阳之气下陷所表现的虚弱证。

（2）病因

- 气虚证进一步发展而来
- 劳累用力过度
- 久病失养

（3）临床表现

- 气虚证的一般表现
- 清阳不升，头目失养——头晕目眩
- 清阳不升，气陷于下——便意频频，久泻久痢
- 气虚无力升举——胃、子宫、直肠等脏器下垂

（4）辨证要点：气虚表现与清阳不升，脏器下垂表现并见。

三、气不固证

（1）概念：指气虚失其固摄之能，以自汗，或大便、小便、经血、精液、胎元等不固为主要表现的证候。

（2）病因：多在气虚证的基础上进一步发展而来。

$$(3) 临床表现\begin{cases} 气不摄津\longrightarrow自汗，流涎等 \\ 气不摄血\longrightarrow妇女崩漏及各种慢性出血 \\ 气不摄精\longrightarrow遗精，滑精，早泄 \\ 气不固摄二便\longrightarrow遗尿，余溺不尽，小便失禁，大便 \\ \qquad\qquad\qquad 滑脱失禁等 \\ 气虚胎元不固\longrightarrow滑胎、小产等 \end{cases}$$

（4）辨证要点：气虚表现与自汗，或二便、经、精等的不固并见。

四、气脱证

（1）概念：指元气亏虚已极，气息奄奄欲脱所表现的危重证候。

$$(2) 病因\begin{cases} 气虚进一步发展 \\ 大汗、剧烈吐泻、大出血而气随血脱，气随液脱 \\ 长期饥饿，致元气渐竭 \\ 极度疲劳、暴邪骤袭，致元气暴脱 \end{cases}$$

$$(3) 临床表现\begin{cases} 元气亏虚，肺司呼吸失常\longrightarrow呼吸微弱且不规则 \\ 元气亏虚欲脱\longrightarrow口开目合，手撒身软 \\ 气脱不能温养心神\longrightarrow神志模糊，昏迷或昏仆 \\ 气脱不能固摄\longrightarrow汗出不止，二便失禁 \\ 气脱无力运血，无以鼓动血脉\longrightarrow面色苍白，舌淡， \\ \qquad\qquad\qquad\qquad\qquad\qquad\qquad\qquad 脉微 \end{cases}$$

（4）辨证要点：气息微弱，汗出不止，二便失禁，舌淡脉微等。

五、气滞证

（1）概念：指人体某一部位，或某一脏腑，经络的气机阻滞，运行不畅所表现的证候。常有肝气郁滞、胃肠气滞。

$$(2) 病因\begin{cases} 情志不遂，七情郁结 \\ 病邪内阻 \\ 脏器虚弱，运行无力 \end{cases}$$

（3）临床表现 $\begin{cases} 情志不遂，肝气郁结→肝经循行部位（胸胁、乳房、 \\ \quad 少腹）胀闷或疼痛，或窜痛，随情绪变化而波动 \\ 实邪阻滞，或脏腑虚弱，气机运行无力，致胃肠气 \\ \quad 机郁滞→脘腹胀闷或疼痛，常随嗳气、矢气而减轻 \end{cases}$

（4）辨证要点：胀闷，疼痛等。

六、气逆证

（1）概念：指气机升降失常，逆而向上所表现的证候。以肺、胃之气上逆和肝气升发太过的病变为多见。

（2）病因 $\begin{cases} 感受外邪 \\ 痰浊、食积、寒饮阻滞 \\ 情志异常，恼怒伤肝 \end{cases}$

（3）临床表现

①外邪、痰浊、寒饮致肺失肃降，气机上逆→咳嗽，气喘

②外邪、痰浊、食积致胃气上逆→呃逆，嗳气，恶心，呕吐

③情志异常，恼怒伤肝致肝气升发太过 $\begin{cases} 气火上逆→头痛，眩晕 \\ 血随气逆而上涌→ \\ \quad 呕血，昏厥 \end{cases}$

（4）辨证要点：咳喘，呃逆，嗳气，呕吐，头痛，眩晕等。

七、气闭证

（1）概念：指邪气阻闭脏器、管窍，以突发昏厥或绞痛为主要表现的急重证候。

（2）病因 $\begin{cases} 大怒、暴惊、忧思过极等情志过激 \\ 瘀血、砂石、蛔虫、痰浊等实邪阻滞 \end{cases}$

（3）临床表现
$$\begin{cases} 气机逆乱，心窍闭塞→突然昏仆或晕厥 \\ 气机闭塞不通→突发绞痛，二便不通 \\ 气机闭塞，阳气内郁不能外达→四肢厥冷 \\ 实邪内阻→舌苔厚，脉沉实有力 \end{cases}$$

（4）辨证要点：突然昏厥，绞痛，四肢厥冷，二便不通等。

巩固与练习

一、选择题

（一）A 型题

1. 下列各项中，不属于气虚证表现的是（　　）

    A. 神疲乏力　　　　　　　　　　B. 少气懒言

    C. 畏寒肢冷　　　　　　　　　　D. 脉虚无力

    E. 舌质淡嫩

2. 头痛眩晕，昏厥，呕血，见于（　　）

    A. 气虚证　　　　B. 气逆证　　　　C. 气滞证

    D. 气陷证　　　　E. 气脱证

3. 瘀、石、虫、痰等阻塞所致之"气闭"，最突出的表现是（　　）

    A. 胀闷不舒　　　　　　　　　　B. 肢厥脉弦

    C. 患处胀痛　　　　　　　　　　D. 绞痛阵作

    E. 神识不清

4. 胸胁胀闷，走窜疼痛，多属（　　）

    A. 气脱　　　　　B. 气闭　　　　　C. 气虚

    D. 气逆　　　　　E. 气滞

5. 气逆证多与下列哪些脏腑关系密切？

    A. 肺、胃、肾　　　　　　　　　B. 脾、肺、肾

    C. 肝、肺、胃　　　　　　　　　D. 肝、心、肺

    E. 心、肾、肺

（二）B 型题

    A. 面色苍白，形寒肢冷　　　　　B. 神疲乏力，气短自汗

    C. 头晕目眩，昏厥呕血　　　　　D. 突然晕倒，四肢厥冷

E. 呃逆嗳气，恶心呕吐

6. 属于气虚表现的是（　　　）

7. 属于气闭表现的是（　　　）

（三）X 型题

8. 下列各项中，<u>不属于</u>肝气上逆临床表现的有（　　　）

　　A. 咳嗽　　　　　　B. 喘息　　　　　　C. 嗳气

　　D. 呃逆　　　　　　E. 眩晕

9. 头晕目眩一般可见于

　　A. 气虚　　　　　　B. 气陷　　　　　　C. 气滞

　　D. 气逆　　　　　　E. 气脱

10. 下列各项中，气脱证可见的表现有（　　　）

　　A. 胸胁满闷　　　　　　　　　　B. 面色苍白

　　C. 汗出不止　　　　　　　　　　D. 神志昏迷

　　E. 呼吸微弱

二、名词解释

1. 气虚证

2. 气陷证

三、问答题

1. 气虚证、气陷证、气不固证的临床表现有何异同？

2. 气脱证的辨证要点是什么？

3. 气滞证常见于哪些脏腑？各自的临床表现特点是什么？

4. 气闭证的辨证要点是什么？

参考答案

一、选择题

1. C　2. B　3. D　4. E　5. C　6. B　7. D　8. ABCD　9. ABD

10. BCDE

二、名词解释（略）

三、问答题（略）

第二节　血病辨证

【考点重点点拨】

1. 掌握血虚证的概念、临床表现和辨证要点。
2. 掌握血瘀证，血寒证，血热证的概念、临床表现和辨证要点。
3. 熟悉上述证候的病因病机及证候分析。

$$
血病辨证内容 \begin{cases} 虚证——血虚证 \\ 实证——血瘀证，血寒证，血热证 \end{cases}
$$

一、血虚证

（1）概念：指血液亏少，脏腑，经络，组织失于濡养所表现的虚弱证候。

$$
（2）病因 \begin{cases} 先天禀赋不足 \\ 脾胃运化失常，生化乏源 \\ 急慢性出血损耗 \\ 思虑过度，暗耗阴血 \\ 瘀血阻络，新血不生 \end{cases}
$$

$$
（3）临床表现 \begin{cases} 血虚，机体组织失于濡养→面、唇、眼睑、爪甲、舌皆呈淡白色 \\ 血虚，脑髓失于充养，目失濡养→头晕眼花 \\ 血虚，心失滋养，神失濡养→心悸，失眠 \\ 经络失养→手足发麻 \\ 血海空虚，冲任失充→月经失调（量少，色淡，经期迁延），甚至闭经 \\ 脉道空虚→脉细 \end{cases}
$$

（4）辨证要点：面、唇、睑、爪甲、舌体淡白，头晕眼花，脉细等。

二、血瘀证

（1）概念：指由瘀血内阻所表现的证候。

（2）病因
- 外伤，跌仆出血，离经之血不散
- 气虚无力推动血行
- 气滞血行不畅
- 寒凝血脉，血行受阻
- 热邪煎熬津血，血液浓缩，黏滞不畅
- 热邪灼伤脉络，血溢脉外，蓄积不散

（3）临床表现

①络脉不通→疼痛（特点：痛如针刺，固定痛，夜间疼痛加重）。

②瘀血凝聚→肿块（体表青紫肿块，或体内癥积）。瘀血停滞血脉，血不循经而外溢→出血（紫暗色，或夹有血块或柏油样便或妇女崩漏）。

③瘀血内阻，气血运行不利，肌肤、经脉失养→肌肤色泽改变（面色黧黑，唇甲青紫，肌肤甲错，皮下瘀斑或皮肤丝状红缕，腹壁青筋暴露）瘀血内阻，新血不生→妇女闭经。

④瘀血内阻，气血运行不利→舌质紫暗，有瘀点、瘀斑，舌下络脉曲张，脉涩。

（4）辨证要点：痛如针刺，痛有定处，肿块，出血，唇舌甲青紫，脉涩等。

三、血寒证

（1）概念：指寒邪客于血脉，凝滞气机，血行不畅所表现的实寒证候。

（2）临床表现

①寒凝血脉，脉道收引，血行不畅，手足肌肤失荣→手足冷痛拘

急，肤色紫暗（特点：得温痛减，遇寒加重）。

②寒性清冷→形寒肢冷，肌肤发凉。

③寒凝胞宫→妇女小腹冷痛，月经失调（月经衍期，经色紫暗，夹有血块）。

④阴寒凝滞，血行不畅→舌淡紫苔白，脉沉迟涩或紧。

（3）辨证要点：局部冷痛拘急，肤色紫暗，形寒肢冷，脉沉迟涩或紧等。

四、血热证

（1）概念：指火热内炽，侵犯血分所表现的实热证候。

（2）临床表现

火热炽盛，血液妄行→急性出血（咳血，吐血，衄血，尿血，便血，月经过多，崩漏。特点：血色鲜红质稠）

内热炽盛→身热面赤

热扰心神→心烦，失眠

热壅肌肤，灼血腐肉→局部疮疡（红，肿，热，痛）

血热炽盛→舌红绛，脉滑数或弦数

（3）辨证要点：急性出血，血色鲜红质稠，身热口渴，局部红肿热痛，舌红绛，脉数有力等。

巩固与练习

一、选择题

（一）A 型题

1. 以下哪项是血虚证与血瘀证的共同表现（　　）

　　A. 心悸　　　　　B. 腹痛　　　　　C. 手麻

　　D. 闭经　　　　　E. 脉涩

2. 下列各项中，不属于导致血虚原因的是（　　）

　　A. 气机不调，升降失常　　　　B. 瘀因内阻，新血不生

　　C. 劳神太过，暗耗阴血　　　　D. 脾失健运，生血乏源

E. 大病久病，耗伤气血

3. 下列各项中，<u>不是</u>引起血瘀常见因素的是（　　）

　　A. 气滞　　　　　　B. 寒凝　　　　　C. 阴虚

　　D. 外伤　　　　　　E. 气虚

4. 手足冷痛拘急，得温痛减，遇寒加重，肤色紫暗，舌淡紫苔白者，证属（　　）

　　A. 气滞证　　　　　B. 血瘀证　　　　C. 血寒证

　　D. 血虚证　　　　　E. 气逆证

5. 下列各项中，<u>不属于</u>血热证表现的是（　　）

　　A. 身热面赤　　　　　　　　B. 尿血便血

　　C. 心烦失眠　　　　　　　　D. 舌质红绛

　　E. 肌肤甲错

（二）B 型题

　　A. 痛如针刺　　　　　　　　B. 咯血色鲜红

　　C. 唇舌色淡　　　　　　　　D. 形寒肢冷

　　E. 疮疡红肿

6. 属于血瘀表现的是（　　）

7. 属于血虚表现的是（　　）

（三）X 型题

8. 下列各项中，属于血虚证表现的是（　　）

　　A. 自汗　　　　　　　　　　B. 气短纳少

　　C. 面色淡白无华　　　　　　D. 脉细无力

　　E. 头晕目眩

9. 下列各项中，属于血瘀证疼痛特点的为（　　）

　　A. 夜痛甚　　　　B. 隐痛　　　　C. 固定痛

　　D. 刺痛　　　　　E. 走窜痛

10. 下列各项中，属于血寒证表现的是（　　）

　　A. 神疲乏力　　　　　　　　B. 妇女腹冷，经色暗

　　C. 纳少，自汗　　　　　　　D. 头晕目眩

　　E. 肤色发凉、紫暗

二、名词解释

1. 血虚证

2. 血热证

三、问答题

1. 简述血虚证的辨证要点。

2. 血瘀证和血寒证均有疼痛表现，试比较两者之间的不同点。

3. 血热证的临床表现是什么？

参考答案

一、选择题

1. D　2. A　3. C　4. C　5. E　6. A　7. C　8. CDE　9. ACD　10. BE

二、名词解释（略）

三、问答题（略）

第三节　气血同病辨证

【考点重点点拨】

1. 掌握气血两虚证，气不摄血证，气随血脱证的概念、临床表现和辨证要点。

2. 掌握气滞血瘀证，气虚血瘀证的概念、临床表现和辨证要点。

3. 熟悉上述证候的病因病机及证候分析。

气血同病
辨证内容
{
虚证——气血两虚证，气不摄血证，气随血脱证
实证——气滞血瘀证
虚实夹杂——气虚血瘀证
}

一、气血两虚证

（1）概念：指气虚和血虚同时并见所表现的证候。

（2）临床表现
- 气虚
  - 推动功能减弱，机体功能下降→少气懒言，神疲乏力
  - 气虚不能摄津→自汗
- 血虚——血虚不能养心→心悸失眠
- 气血两虚
  - 不能充养机体→形体消瘦
  - 不能上荣头面、舌体→面色淡白或萎黄、舌淡嫩

（3）辨证要点：气虚与血虚表现并见。

二、气虚血瘀证

（1）概念：指由于气虚运血无力，以致血行瘀滞所表现的证候。

（2）临床表现
- 气虚
  - 推动功能减弱，机体功能下降→少气懒言，神疲乏力
  - 气虚不能摄津→自汗
- 血瘀
  - 血行瘀阻→局部刺痛、固定不移、拒按或癥积
  - 舌络瘀阻→舌质紫或有瘀斑
  - 血瘀脉流不畅→脉细涩或沉涩

（3）辨证要点：身倦乏力，少气懒言等与局部刺痛，癥积等并见。

三、气滞血瘀证

（1）概念：指由于气机郁滞，以致血行瘀阻所表现的证候。

（2）临床表现
气滞 {
肝失疏泄，经气不利→胸胁胀满疼痛，乳房胀痛
肝失疏泄，情志失和→急躁易怒
}

气血瘀滞不通 {
聚集成块→痞块疼痛拒按
气滞，胞宫血脉瘀阻→妇女月经延期，经色紫暗有块，或痛经，闭经
舌络瘀阻→舌质紫或有瘀斑
脉气紧张，脉流不畅→脉弦涩
}

（3）辨证要点：胸胁、乳房胀痛，兼见痞块刺痛，月经延期，色暗，或痛经，闭经等。

四、气不摄血证

（1）概念：指气虚不能统摄血液而以出血为主要表现的证候。

（2）临床表现
出血——气虚统摄无权，血即离经而外溢→吐血，便血，鼻衄，皮下瘀斑等

气虚 {
统摄无权，冲任不固→月经过多或崩漏
气虚推动功能减弱，机体功能下降→少气懒言，神疲乏力
气虚不能摄津→自汗
}

气虚血亏 {
不能上荣头面、舌体→面色淡白或萎黄、舌淡
脉气无力鼓动，脉道不充→脉弱
}

（3）辨证要点：各种慢性出血与气虚表现并见。

五、气随血脱证

（1）概念：指在大出血时，气随之亡脱所表现的危重证候。

（2）临床表现

大出血——如外伤失血、胃肠大出血、妇女崩中及产后大出血等

气脱

气无以附，肺气衰竭→气少息微

气脱，心神失养而衰惫→神情淡漠或昏愦

气脱不能固摄汗液→大汗淋漓

元气衰竭，二便失于固摄→二便失禁

气脱阳气散越大虚→四肢厥冷，脉浮数无根

气脱，心气衰，无力鼓动→脉微欲绝

（3）辨证要点：大出血的同时，出现气少息微、大汗淋漓、神情淡漠或昏愦等气脱表现。

巩固与练习

一、选择题

（一）A 型题

1. 因大失血而致气脱，称为（　　）

    A. 血虚气脱   B. 气随血脱

    C. 阳气虚脱   D. 气不摄血

    E. 亡阳

2. 病人突然呕血，面色苍白，四肢厥冷，大汗淋漓，脉浮大而散，证属（　　）

    A. 亡阴证   B. 气不摄血证

    C. 气随血脱证   D. 气血两虚证

    E. 气虚血瘀证

3. 身倦乏力，少气自汗，腹痛拒按，舌暗且有瘀斑者，证属（　　）

    A. 气滞血瘀证   B. 血瘀兼血虚证

    C. 气虚血瘀证   D. 气血两虚证

    E. 气滞血瘀证

4. 神疲乏力，少气懒言，面白舌淡，心悸失眠者，证属（　　）

    A. 气血两虚证   B. 气虚血瘀证

    C. 血虚证   D. 心气虚证

E. 气滞血瘀证

5. 患者平素乏力，自汗，懒言，现月经量多，行经近十日不止，舌淡脉弱，宜判断为（　　）

    A. 气血两虚证   B. 气随血脱证

    C. 气虚血瘀证   D. 气不摄血证

    E. 亡阳证

（二）B 型题

A. 神疲乏力，气短自汗

B. 少腹疼痛，肢冷，月经色紫暗

C. 心悸失眠，舌淡脉弱

D. 潮热盗汗，舌红脉细数

E. 胸胁胀痛，月经后期，经色紫暗

6. 血寒证，可见（　　）

7. 气滞血瘀证，可见（　　）

    A. 气虚血瘀证   B. 气滞血瘀证

    C. 气血两虚证   D. 血虚夹瘀证

    E. 气阴两虚证

8. 患者肢体瘫痪，卧床年余，气短息弱，食少声低，面色淡白，舌淡，脉弱。可判断为（　　）

9. 患者产后腹痛拒按，恶露夹血块，气短神疲，乏力声低，脉弱。可判断为（　　）

二、名词解释

1. 气血两虚证

2. 气随血脱证

三、问答题

1. 试述气滞血瘀证与气虚血瘀证临床表现的异同。

2. 气不摄血与血热证均有出血表现，各自的特点是什么？

3. 试述气血两虚、气不摄血和气随血脱证的临床表现。

参考答案

一、选择题

1. B 2. C 3. C 4. A 5. D 6. B 7. E 8. C 9. A

二、名词解释（略）

三、问答题（略）

第四节 津液病辨证

【考点重点点拨】

1. 掌握津液亏虚证的概念、临床表现和辨证要点。

2. 掌握痰证，饮证，水停证的概念、临床表现和辨证要点。

3. 熟悉上述证候的病因病机及证候分析。

津液病辨证内容 $\begin{cases}虚证——津液亏虚证\\实证——水液停聚证——痰证，饮证，水停证\end{cases}$

一、津液亏虚证

（1）概念：指由于津液亏少，导致脏腑组织器官失其滋养润泽所表现的证候。津液损伤较轻者，为津亏；津液损伤程度较重者，为液脱。

（2）病因 $\begin{cases}生成不足\begin{cases}脾胃虚弱，运化无权\\疾病后进食减少，津液生成不足\end{cases}\\丧失过多——高热，燥热伤津；大汗，吐泻太过\end{cases}$

（3）临床表现 $\begin{cases}津液亏虚，皮肤、组织官窍失于滋润充养→口、\\\quad\quad\quad 咽、鼻、皮肤干燥，甚则唇焦而\\\quad\quad\quad 裂，目眶凹陷，肌肤干枯无泽\\尿液化生不足，大肠失于滋润→小便短少，大便干结\\津液亏少，阴虚不能制阳→舌红少津，脉见细数\end{cases}$

（4）辨证要点：口、咽、唇、鼻、舌、皮肤干燥，尿少便干等。

二、津液内停证

（一）**痰证**

（1）**概念**：指由痰浊停聚或流窜于脏腑、经络、组织之间所表现的证候。

（2）病因 $\begin{cases}外感六淫\\内伤七情\\饮食不当\\情志刺激\\过逸少劳\end{cases}$ 肺、脾、肾的气化功能失常——水液代谢失常

（3）临床表现 $\begin{cases}痰浊阻肺，肺失宣降，胸中之气不利→咳嗽，气喘，\\\qquad\qquad\qquad\qquad\qquad 咯痰，胸闷，痰鸣\\痰浊停胃，胃失和降，受纳失职→脘痞纳呆，恶心，\\\qquad\qquad\qquad\qquad\qquad 呕吐痰涎\\痰阻中焦，清阳不升→头晕目眩\\痰蒙心神→表情淡漠，神昏神乱\\痰浊停聚或流窜经络，气血运行不利→肢体麻木，\\\qquad\qquad\qquad\qquad\qquad 半身不遂\\痰结皮下、肌肉，局部气血不畅，凝聚成块→瘰疬，\\\qquad\qquad\qquad\qquad 瘿瘤，痰核，乳癖，梅核气\\痰浊内阻→苔腻，脉滑，体胖\end{cases}$

（4）辨证要点：咯痰，胸闷，脘痞，呕恶，局部包块，苔腻，脉滑等。

（二）**饮证**

（1）**概念**：指由饮邪停积于胃肠、胸胁、心肺、四肢等处所表现的证候。

（2）病因 $\begin{cases} 外邪侵袭 \\ 中阳素虚 \\ 饮食劳倦 \end{cases}$ 水液转输、敷布、排泄发生障碍

（3）临床表现 $\begin{cases} 饮停胃肠——痰饮→脘腹痞满，胃中有振水声，泛 \\ \qquad 吐清水，肠中水声辘辘 \\ 饮停胸胁——悬饮→胸胁饱满，支撑胀痛，咳嗽， \\ \qquad 转身，呼吸时疼痛加重 \\ 饮停于肺——支饮→咳喘，痰稀，喉中哮鸣，胸闷， \\ \qquad 甚或咳逆倚息不得平卧 \\ 饮停四肢——溢饮→肢体浮肿，沉重酸痛，小便不利 \end{cases}$

（4）辨证要点：咳痰清稀量多，咳逆倚息不得平卧，胸胁饱满胀痛，呕吐清水痰涎，胃脘有振水声，苔滑，脉弦等。

（三）水停证

（1）概念：指由于水邪内停，泛溢到肌肤，或停蓄于腹腔中，导致全身或局部水肿及胸腔、腹腔积水等所表现的证候。

（2）病因 $\begin{cases} 风邪外袭 \\ 湿邪内侵 \\ 劳倦太过、房室过度 \\ 久病伤肾 \\ 过用攻伐 \\ 瘀血内阻 \end{cases}$ 影响肺、脾、肾的敷布、运化、排泄

（3）临床表现

类型	病因病机	相同点	不同点
阳水	风邪犯肺，肺失通调；水湿浸淫，脾失运化	浮肿，或腹胀，小便不利	肿起于眼睑颜面，发热，恶风，咽肿不利，苔腻，脉浮等
阴水	脾虚运化水液失常；肾阳不足气化失司		肿起于足胫下肢，食少神疲，畏寒肢冷，舌淡胖苔白滑，脉沉细，或伴有心悸，眩晕等

（4）辨证要点：全身或局部水肿，尤其是颜、睑、足胫浮肿，按

之凹陷不起，小便不利，或有腹水等。

巩固与练习

一、选择题

（一）A 型题

1. 症见口燥咽干，唇燥而裂，皮肤干枯，尿少便结，脉细数者，此属（　　）

    A. 阴虚证　　　　　　　　　　B. 血虚证

    C. 血热证　　　　　　　　　　D. 津液亏虚证

    E. 燥邪犯肺证

2. 痰浊停胃，可见（　　）

    A. 头晕目眩　　　　　　　　　B. 神志昏糊

    C. 肢体麻木　　　　　　　　　D. 痰核瘰疬

    E. 咳嗽气喘

（二）B 型题

    A. 肾阳虚衰　　　　　　　　　B. 湿邪困脾

    C. 脾肾阳虚　　　　　　　　　D. 外邪侵袭

    E. 脾胃湿热

3. 头面先肿，继而波及全身，小便短少，发热恶风者，多因（　　）

4. 全身水肿，肿势较缓，肢体困重，脘闷纳呆，苔白腻者，多因（　　）

（三）X 型题

5. 津液不足证的审证依据是（　　）

    A. 大量饮水　　　　　　　　　B. 口燥咽干

    C. 溲少便结　　　　　　　　　D. 皮肤干燥

    E. 头晕目眩

二、名词解释

津液亏虚证

三、问答题

1. 试比较津液亏虚证和燥淫证的临床表现有何异同？

2. 痰证的表现有哪些?

3. 饮证以哪些脏腑的病变为主? 临床表现如何?

4. 阳水与阴水各自的表现特点是什么?

参考答案

一、选择题

1. D　2. A　3. D　4. B　5. BCD

二、名词解释（略）

三、问答题（略）

第八章 脏腑辨证

第一节 心与小肠病辨证

【考点重点点拨】

1. 掌握心气虚证，心阳虚证，心阳暴脱证，心血虚证，心阴虚证的概念、临床表现和辨证要点。

2. 掌握心火亢盛证，痰蒙心神证，痰火扰神证，心脉痹阻证的概念、临床表现和辨证要点。

3. 掌握小肠实热证的概念、临床表现和辨证要点。

4. 熟悉上述证候的病因病机及证候分析。

一、常见病证

（1）心病：心悸、怔忡、心烦、心痛、失眠、多梦、健忘、神昏、谵语、脉结代等。

（2）小肠病：小便赤涩灼痛、尿血等。

二、常见证候

（1）心病

- 虚证：心气虚证、心阳虚证、心阳暴脱证、心血虚证、心阴虚证
- 实证：心火亢盛证、痰蒙心神证、痰火扰神证
- 虚实夹杂证：心脉痹阻证

（2）小肠病实证：小肠实热证

三、常见证候的临床表现及发生机制

（一）心血虚证

（1）概念：心血不足，不能濡养心脏所表现的证候。

（2）病因 { 生成不足：脾虚生血之源亏乏
耗伤所致：失血过多；久病失养；劳心耗血

（3）临床表现 {
病位：心 { 心血不足，心失所养，心动失常→心悸
怔忡
血不养心，神不守舍→失眠多梦
病性：血虚 { 血虚不能荣养于上→眩晕健忘，面色
淡白或萎黄，唇舌色淡
血虚不能充实脉道→脉弱

（4）辨证要点：心悸、健忘、失眠、多梦与血虚表现并见。

（二）心阴虚证

（1）概念：心阴亏虚，不能濡养心脏所表现的证候。

（2）病因 { 思虑劳神太过，暗耗阴血
热病后期，耗伤阴液
肝肾等脏阴亏累及于心

（3）临床表现 {
病位：心 { 心阴亏少，心失所养，心动失常→心悸
怔忡
心失濡养，虚热扰心→失眠多梦，心烦
病性：阴虚 { 阴不制阳，虚热内生→五心烦热，盗
汗，舌红脉数
阴液亏虚，失于濡养→口咽干燥，舌
上少津，脉细

（4）辨证要点：心悸、心烦、失眠、多梦与阴虚表现并见。

（三）心气虚证

（1）概念：心气不足，鼓动无力所表现的证候。

（2）病因 $\begin{cases} 先天禀赋不足 \\ 后天耗伤致虚：久病体虚；年老脏气虚衰；暴病伤正 \end{cases}$

（3）临床表现 $\begin{cases} 病位：心 \begin{cases} 心气虚弱，鼓动无力，心动失常→心悸怔忡 \\ 心气亏虚，胸中之气运转无力→胸闷气短 \end{cases} \\ 病性：气虚 \begin{cases} 功能活动减退→神疲乏力 \\ 动则耗气→活动后诸症加重 \\ 卫外不固→自汗 \\ 气虚运血无力→面色淡白，舌淡，脉虚 \end{cases} \end{cases}$

（4）辨证要点：心悸、胸闷与气虚表现并见。

（四）心阳虚证

（1）概念：心阳虚弱，温运无力，虚寒内生所表现的证候。

（2）病因：心气虚进一步发展。

（3）临床表现 $\begin{cases} 病位：心 \begin{cases} 心阳虚弱，温运、鼓动无力，心动失常→心 \\ \qquad 悸怔忡 \\ 心阳虚弱，宗气衰少，胸阳不展→胸闷气短 \\ 心阳虚弱，温运血行无力，心脉痹阻→心胸 \\ \qquad 疼痛 \end{cases} \\ 病性：阳虚 \begin{cases} 功能活动减退→神疲乏力 \\ 温运失职→畏寒肢冷 \\ 卫外不固→自汗 \\ 温运无力，血脉失充，寒凝血瘀→面色 \\ \qquad 㿠白或青紫，舌紫暗，脉结代或弱 \end{cases} \end{cases}$

（4）辨证要点：心悸怔忡、胸闷或心痛与阳虚表现并见。

（五）心阳暴脱证

（1）概念：指心阳衰极，阳气暴脱所表现的证候。

（2）病因 $\begin{cases} 心阳虚证进一步发展 \\ 寒邪暴伤心阳 \\ 痰瘀阻塞心窍 \end{cases}$

$$（3）临床表现 \begin{cases} 病位：心 \begin{cases} 心阳虚证表现 \\ 心阳虚衰，寒凝经脉，心脉痹阻→胸痛暴 \\ \qquad 作，痛势剧烈 \\ 阳气外脱，心神失养，神散不收→神志模 \\ \qquad 糊或昏迷 \end{cases} \\ 病性：亡阳证 \begin{cases} 阳气衰亡，津随气泄→冷汗淋漓 \\ 温煦失职→四肢厥冷 \\ 血不上荣→面色苍白 \\ 阳气暴脱，宗气大泄→呼吸微弱 \\ 阳衰寒凝→口唇青紫，舌紫 \\ 阳气衰微，无力鼓动→脉微细欲绝 \end{cases} \end{cases}$$

（4）辨证要点：在心阳虚证的基础上突然出现心胸憋闷疼痛与亡阳见症。

（六）心火亢盛证

（1）概念：指心火炽盛，内扰心神所表现的证候。

$$（2）病因 \begin{cases} 外感：六淫化火 \\ 内伤：五志过激化火；进食辛辣厚味；机体阴阳失调 \end{cases}$$

$$（3）临床表现 \begin{cases} 病位：心 \begin{cases} 心火内炽，心神被扰→心烦，失眠，甚则 \\ \qquad 狂躁谵语 \\ 心火亢盛，循经上炎→舌尖红绛或口舌生疮 \end{cases} \\ 病性：热（火） \begin{cases} 里热炽盛，灼伤津液→面赤口渴， \\ \qquad 溲黄便干 \\ 热盛致气血沸涌→脉数有力 \\ 热盛迫血妄行→吐血，衄血，尿血 \end{cases} \end{cases}$$

（4）辨证要点：神志异常或口舌生疮与实热表现并见。

（七）心脉痹阻证

（1）概念：指各种致病因素导致心脉痹阻不通所表现的证候。

（2）病因 $\begin{cases} 本：阳气不足 \\ 标：瘀血内阻，痰浊停聚，阴寒凝滞，气机阻滞 \end{cases}$

（3）临床表现

血瘀、痰浊、阴寒、气滞所致痹阻心脉证的比较

证候	相同表现	疼痛特点及其他症状	舌象与脉象
瘀血内阻	心悸怔忡，心胸憋闷作痛，痛引肩背内臂，时作时止	痛如针刺	舌紫暗或见瘀斑瘀点，脉细涩或结代
痰浊停聚		胸闷特甚，体胖痰多，身重困倦	舌苔白腻，脉沉滑
阴寒凝滞		突发剧痛，得温痛减，畏寒肢冷	舌淡苔白，脉沉迟或沉紧
气机阻滞		胀痛，善太息，发作往往与情志因素有关	舌淡红，苔薄白，脉弦

（4）辨证要点：心悸怔忡、心胸憋闷作痛、时作时止等。

（八）痰蒙心神证

（1）概念：指痰浊蒙闭心神所表现的证候。

（2）病因 $\begin{cases} 湿浊酿痰 \\ 情志不遂，气郁生痰 \end{cases}$

（3）临床表现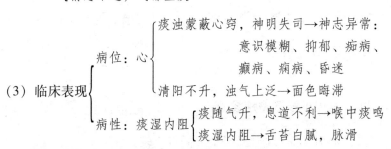

（4）辨证要点：神志异常与痰浊内盛的表现并见。

（九）痰火扰心证

（1）概念：指痰火内盛，扰乱心神所表现的证候。

（2）病因 $\begin{cases} 外感邪热，挟痰内陷 \\ 五志化火，灼液成痰 \end{cases}$

（3）临床表现

外感热病 $\begin{cases} 痰火扰神→神昏谵语，躁扰发狂 \\ 痰热甚 \begin{cases} 蒸腾上炎→面红目赤，呼吸气粗 \\ 热灼津伤→便秘尿黄 \\ 肃降失常或气道不利→咯痰色黄，或胸闷，喉间痰鸣 \end{cases} \\ 痰热甚→舌红苔黄腻，脉滑数 \end{cases}$

内伤杂病：痰火内盛，扰乱心神→心烦失眠，重则发狂（狂病）

（4）辨证要点：高热、痰盛、神昏等；或心烦、失眠、神志狂乱等。

（十）小肠实热证

（1）概念：指小肠里热炽盛所表现的证候。

（2）病因：心火下移小肠

（3）临床表现 $\begin{cases} 病位：心、小肠 \begin{cases} 热扰心神→心烦失眠 \\ 心火亢盛，循经上炎→舌尖红绛或 \\ \qquad\qquad\qquad\qquad 口舌生疮 \\ 心火下移于小肠→小便赤涩，尿道 \\ \qquad\qquad\qquad\qquad 灼痛，尿血 \end{cases} \\ 病性：里实热证——面红目赤，发热口渴，舌红苔 \\ \qquad\qquad 黄，脉数 \end{cases}$

（4）辨证要点：小便赤涩灼痛与心火炽盛见症。

四、常见证候的鉴别诊断

（1）心血虚证与心阴虚证的异同点比较

证候	相同表现	不同表现	舌象与脉象
心血虚	心悸怔忡，失眠多梦	眩晕，健忘，面唇色淡	舌色淡，脉弱
心阴虚		五心烦热，潮热盗汗	舌红少津，脉细数

（2）心气虚证、心阳虚证和心阳暴脱证的异同点比较

证候	相同表现	不同表现	舌象与脉象
心气虚	心悸怔忡，胸闷气短，活动后加重，自汗	面色淡白或㿠白	舌淡苔白，脉虚
心阳虚		心阳虚畏寒肢冷，心痛，面色㿠白	舌淡胖苔白滑或晦暗，脉弱，或沉迟无力
心阳暴脱		心阳暴脱突然冷汗淋漓，四肢厥冷，呼吸微弱，面色苍白，口唇青紫，神志模糊或昏迷	舌淡或淡紫，脉微细欲绝

（3）痰蒙心神证、痰火扰神证的异同点比较

证名	共同症状	不同症状
痰蒙心神证	神志异常	抑郁、痴病、癫病、痫病、苔白腻，有痰无热象
痰火扰神证		狂躁、妄动、神昏、苔黄腻，有痰有热象

巩固与练习

一、选择题

（一）A 型题

1. 心血虚、心阴虚、心气虚、心阳虚四证的共有表现为（　　）

　　A. 失眠　　　　　B. 面白　　　　　C. 健忘

　　D. 多梦　　　　　E. 心悸

2. 心气虚的表现除心悸气短外，主要还有（　　）

　　A. 面色苍白　　　　　　　　B. 眩晕健忘

　　C. 失眠多梦　　　　　　　　D. 胸闷汗出

　　E. 胸闷头痛

3. 痰浊蒙蔽心窍的神志改变的特点是（　　）

　　A. 狂言、谵语　　　　　　　B. 神昏、痴呆

　　C. 疑虑不定　　　　　　　　D. 烦躁不安

　　E. 悲伤欲哭

4. 气机郁滞导致的心脉痹阻，其症状特点为（　　）

　　A. 痛如针刺　　　B. 胀痛　　　C. 脉沉滑

D. 闷痛　　　　　E. 舌紫暗

5. 心悸与下列哪项同见，对诊断心阴虚证最有意义（　　　）

　　A. 失眠　　　　　B. 面白　　　　　C. 舌红少苔

　　D. 头晕　　　　　E. 健忘

（二）B 型题

　　A. 心火亢盛证　　　　　　　　　B. 痰蒙心神证

　　C. 痰火扰心证　　　　　　　　　D. 小肠实热证

　　E. 肝火炽盛证

6. 心烦失眠，面赤口渴，身热汗出，便秘尿黄，舌尖红绛，苔黄，脉数者，证属（　　　）

7. 神昏，面色晦暗，喉中痰鸣，舌苔白腻，脉滑者，证属（　　　）

（三）X 型题

8. 形成心血瘀阻的主要原因有（　　　）

　　A. 阴寒凝滞　　　　　　　　　　B. 胸阳不振

　　C. 痰浊阻滞　　　　　　　　　　D. 宗气虚衰

　　E. 气机阻滞

9. 下列各项中，属于心血虚证与心阴虚证的共同表现的是（　　　）

　　A. 心悸　　　　　B. 心烦　　　　　C. 多梦

　　D. 失眠　　　　　E. 盗汗

10. 下列各项中，属于心气虚证与心阳虚证的共见症的为（　　　）

　　A. 畏寒肢冷　　　　　　　　　　B. 失眠健忘

　　C. 心悸怔忡　　　　　　　　　　D. 自汗气短

　　E. 舌质紫暗

二、名词解释

1. 小肠实热证

2. 心阳暴脱证

三、问答题

1. 心阴虚证与心血虚证的临床表现有何异同？

2. 试述心气虚证、心阳虚证、心阳暴脱证三证之间病因病机的联系及各自的辨证要点？

3. 引起心脉痹阻证的常见原因有哪些？各自的临床表现特征是什么？

4. 痰蒙心神证与痰火扰神证的临床表现有何异同？

5. 小肠实热证的辨证要点是什么？

参考答案

一、选择题

1. E　2. D　3. B　4. B　5. C　6. A　7. B　8. ABCDE　9. ACD　10. CD

二、名词解释（略）

三、问答题（略）

第二节　肺与大肠病辨证

【考点重点点拨】

1. 掌握肺气虚证、肺阴虚证的概念、临床表现和辨证要点。

2. 掌握风寒束肺证、风热犯肺证、燥邪犯肺证、肺热炽盛证、寒痰阻肺证、痰热壅肺证的概念、临床表现和辨证要点。

3. 掌握大肠液亏证、肠虚滑泄证的概念、临床表现和辨证要点。

4. 掌握大肠湿热证的概念、临床表现和辨证要点。

5. 熟悉上述证候的病因病机及证候分析。

一、常见病证

（1）肺病：咳嗽、咯痰、胸痛、咯血等。

（2）大肠病：便秘、泄泻等。

二、常见证候

(1) 肺病 $\begin{cases}$ 虚证：肺气虚证、肺阴虚证 \\ 实证：外邪（风寒、风热、燥）犯肺证、肺热炽盛证、 \\ \qquad 寒痰阻肺证、痰热壅肺证 $\end{cases}$

(2) 大肠病 $\begin{cases}$ 虚证：大肠液亏证、肠虚滑泄证 \\ 实证：大肠湿热证 $\end{cases}$

三、常见证候的临床表现及发生机制

（一）肺气虚证

(1) 概念：指肺气不足，呼吸功能减弱所表现的证候。

(2) 病因 $\begin{cases}$ 久病咳喘 \\ 气的生成不足 $\end{cases}$

(3) 临床表现 $\begin{cases}$ 病位：肺 $\begin{cases}$ 肺气不足，宣降无权，气不布津→咳喘 \\ \qquad 无力，咯痰清稀 \\ 肺气虚，卫外不固→畏风，易感 $\end{cases}$ \\ 病性：气虚 $\begin{cases}$ 宗气不足→神疲少气，声音低怯 \\ 腠理不固→自汗 \\ 气血不能上荣于舌、面→舌淡，面色㿠白 \\ 气虚鼓动无力→脉缓、弱 $\end{cases}$ $\end{cases}$

(4) 辨证要点：咳喘无力、咯痰清稀与气虚见症。

（二）肺阴虚证

(1) 概念：指肺阴不足，虚热内生所表现的证候。

(2) 病因 $\begin{cases}$ 久咳伤阴 \\ 痨虫袭肺 \\ 热病后期阴津损伤 $\end{cases}$

（3）临床表现 ⎰ 病位：肺 ⎰ 肺阴不足，虚热内生，肺为热蒸，气机
上逆→咳嗽

津为热灼，炼液成痰→咳痰量少质黏

肺络受灼，络伤血溢→痰中带血

喉失濡润，并为虚火所蒸→声音嘶哑

病性：阴虚 ⎰ 阴液亏虚，咽喉失于滋润→咽干口燥

阴虚不能濡养肌肉→形体消瘦

虚热内炽→颧红，午后潮热，五心烦热

热扰营阴→盗汗

阴虚内热→舌红少津，脉象细数

（4）辨证要点：干咳无痰或痰少而黏与阴虚见症并见。

（三）风寒束肺证

（1）概念：指风寒侵袭肺系，以肺失宣降，卫气郁遏表现为特征的证候。

（2）病因：外感风寒。

（3）临床表现 ⎰ 肺部症状 ⎰ 感受风寒，肺气被束，宣降失常，肺气
上逆→咳嗽，咯痰

寒性清冷→痰液稀薄、色白

肺气失宣，鼻窍不利→鼻塞，流清涕

风寒表证 ⎰ 风寒束表，卫气郁遏→恶寒

正气抗邪，邪正相争→微发热

寒邪束缚，毛窍郁闭→无汗

风寒束表→舌苔薄白，脉浮紧

（4）辨证要点：咳嗽气喘、痰白而稀与风寒表证见症并见。

（四）风热犯肺证

（1）概念：指风热侵犯肺系，以肺失宣降，卫表失和表现为特征的证候。

（2）病因：外感风热。

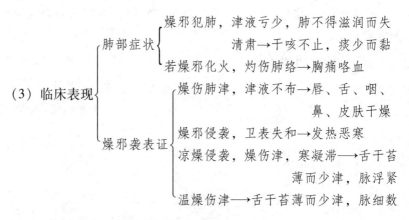

（3）临床表现

肺部症状
- 感受风热，肺失清肃→咳嗽，咯痰
- 风热为阳邪，灼液为痰→痰质稠色黄
- 邪客肺系→咽喉疼痛而鼻塞，流浊涕

风热表证
- 风热袭表，卫气郁遏→微恶寒
- 正气抗邪，邪正相争→发热
- 风热上扰，津液被耗→口干
- 风热袭表→舌尖红，苔薄黄，脉浮数

（4）辨证要点：咳嗽、咯痰黄稠与风热表证见症并见。

（五）燥邪犯肺证

（1）概念：指燥邪侵犯肺系，以肺失清润，宣降失常及卫表失和表现为特征的证候。

（2）病因：秋季外感燥邪。

（3）临床表现

肺部症状
- 燥邪犯肺，津液亏少，肺不得滋润而失清肃→干咳不止，痰少而黏
- 若燥邪化火，灼伤肺络→胸痛咯血

燥邪袭表证
- 燥伤肺津，津液不布→唇、舌、咽、鼻、皮肤干燥
- 燥邪侵袭，卫表失和→发热恶寒
- 凉燥侵袭，燥伤津，寒凝滞→舌干苔薄而少津，脉浮紧
- 温燥伤津→舌干苔薄而少津，脉细数

（4）辨证要点：干咳、痰少与干燥少津见症。

（六）肺热炽盛证

（1）概念：指热邪内壅于肺，以内热炽盛，肺失宣降为表现特征的证候。

（2）病因：风热之邪入里，或风寒之邪入里化热，内壅于肺。

（3）临床表现 $\begin{cases} 病位：肺 \begin{cases} 肺热炽盛，肺失清肃，息道壅滞→咳嗽，\\ \qquad\qquad\qquad\qquad\qquad 气喘息粗 \\ 火热灼肺，肺气迫急→胸痛，鼻翼煽动 \end{cases} \\ 病性：里实热 \begin{cases} 热邪亢盛，热扰心神→壮热烦躁 \\ 热灼津伤→口渴，尿黄，便秘 \\ 里热内盛→舌红苔黄，脉数 \end{cases} \end{cases}$

（4）辨证要点：咳喘与里实热见症并见。

（七）寒痰阻肺证

（1）概念：寒痰停聚于肺系，以肺失宣降，气道不利为表现特征的证候。

（2）病因 $\begin{cases} 寒湿之邪外袭 \\ 素有伏痰，复感寒邪 \\ 咳喘日久，以致肺不布津，聚而为痰 \\ 脾阳不足，湿聚成痰，上干于肺 \end{cases}$

（3）临床表现 $\begin{cases} 病位：肺 \begin{cases} 寒邪客肺，肺失宣降，肺气上逆→咳嗽 \\ 寒湿不化，聚而成痰→痰多色白清稀 \\ 痰阻气道，呼吸不畅→胸闷气喘痰鸣 \end{cases} \\ 病性：寒、痰 \begin{cases} 寒性凝滞，阳郁不达，肌肤失于温养 \\ \qquad\qquad\qquad\qquad →形寒肢冷 \\ 寒痰内阻→舌淡苔白腻，脉迟缓 \end{cases} \end{cases}$

（4）辨证要点：咳喘与寒痰内阻见症并见。

（八）痰热壅肺证

（1）概念：痰热壅滞于肺系，以肺失宣降，气道不利为表现特征的证候。

（2）病因 $\begin{cases} 素有伏痰，内蕴化热 \\ 素有伏痰，复感热邪，痰热互结 \\ 外邪犯肺，郁而化热，热伤肺津，炼液为痰 \end{cases}$

$$
(3)\ 临床表现
\begin{cases}
病位：肺
\begin{cases}
肺热炽盛，肺失清肃，息道壅滞→咳嗽，气喘息粗 \\
热邪炼液为痰→痰黄而稠 \\
火热灼肺，肺气迫急→胸痛，鼻翼煽动 \\
痰热阻滞肺气，气滞血壅，肉腐血败→咳吐脓血腥臭痰
\end{cases} \\
病性：里实热
\begin{cases}
热邪亢盛，热扰心神→壮热烦躁 \\
热灼津伤→口渴，尿黄，便秘 \\
里热内盛→舌红苔黄，脉数
\end{cases}
\end{cases}
$$

(4) 辨证要点：咳喘、痰多黄稠与里实热见症并见。

（九）大肠湿热证

(1) 概念：指湿热蕴结大肠，以大肠传导失常为表现特征的证候。

$$
(2)\ 病因
\begin{cases}
感受湿热外邪 \\
饮食不节
\end{cases}
$$

$$
(3)\ 临床表现
\begin{cases}
病位：大肠
\begin{cases}
湿热侵袭大肠，壅阻气机→腹中疼痛，里急后重 \\
湿热熏灼肠道，脉络损伤，血腐为脓→黏冻脓血便 \\
津为热迫而下注→便次增多，下黄色稀水便 \\
热炽肠道→肛门灼热
\end{cases} \\
病性：湿热
\begin{cases}
热盛伤津→口渴，小便短黄 \\
若表邪未解→恶寒发热 \\
若邪热在里→但热不寒 \\
湿热内盛→舌红苔黄腻
\end{cases}
\end{cases}
$$

(4) 辨证要点：腹痛下痢、泄泻与湿热见症并见。

（十）大肠液亏证

(1) 概念：指津液不足，不能濡润大肠所表现的证候。

（2）病因 {
素体阴亏
年老阴血不足
久病伤阴，或热病伤津，或妇女产后出血过多
}

（3）临床表现 {
大肠液亏，肠道失于濡润，传导不利→大便燥结难
　　　　　　　　　　　　　　　　出，甚则数日一行
大肠腑气不通，胃失和降，浊气上逆→口臭，头晕
液亏而燥热内生→脉细，舌苔黄燥而少津
}

（4）辨证要点：便秘干燥与津亏失润见症并见。

（十一）肠虚滑泄证

（1）概念：指大肠阳气虚衰，固摄失职所表现的证候。

（2）病因：久泄、久痢

（3）临床表现 {
大肠阳气虚衰，失于固摄→大便失禁，或利下无度，
　　　　　　　　　　　　　　甚则脱肛
大肠阳气虚衰而生内寒，寒凝气滞→腹部隐痛，喜
　　　　　　　　　　　　　　　　　温喜按
机体失于阳气的温煦→畏寒肢冷
阳气虚衰→舌淡苔白滑，脉弱
}

（4）辨证要点：大便失禁与虚寒表现并见。

巩固与练习

一、选择题

（一）A 型题

1. 症见咳嗽气喘，痰多色白清稀，形寒肢冷，舌淡苔白腻，脉迟者，属于（ 　　）

  A. 寒痰阻肺   B. 风寒束肺

  C. 痰湿阻肺   D. 饮停于肺

  E. 肺气虚

2. 下列各项中，属于肺阴虚证与燥邪犯肺证鉴别点的为（ 　　）

    A. 痰量的多少   B. 有无五心烦热

    C. 舌色的红淡   D. 吐痰的难易

    E. 有无口干咽燥

3. 恶风发热，口干咽燥，咳痰少而黏，不易咯出者，证属（   ）

    A. 风热犯肺证   B. 肺热炽盛证

    C. 肺阴虚证   D. 燥邪犯肺证

    E. 风热表证

4. 咳嗽痰少，痰中带血，颧红盗汗，口燥咽干者，属于（   ）

    A. 肺肾阴虚证   B. 肺阴虚证

    C. 肺热炽盛证   D. 燥邪犯肺证

    E. 肝火犯肺证

5. 患者咳痰黄稠，身热微恶风寒，鼻流浊涕，口干咽痛，最宜诊断为（   ）

    A. 肺热炽盛   B. 风热犯肺

    C. 风热表证   D. 痰热蕴肺

    E. 燥邪犯肺

（二）B 型题

    A. 大肠液亏证   B. 大肠湿热证

    C. 肝胆湿热证   D. 湿热蕴脾证

    E. 小肠实热证

6. 大便干燥，苔燥脉细，多属（   ）

7. 大便脓血，里急后重，多属（   ）

（三）X 型题

8. 风热犯肺证与痰热蕴肺证的鉴别要点有（   ）

    A. 有无痰多黄稠   B. 有无发热恶风

    C. 苔薄黄或黄腻   D. 有无小便短黄

    E. 脉浮数或滑数

9. 干咳无痰，或痰少而黏，或痰中带血，可见于（   ）

    A. 肝肾阴虚证   B. 燥邪犯肺证

    C. 肺阴虚证   D. 风热犯肺证

E. 风热表证

10. 下列各项中，属于寒痰阻肺表现的有（　　）

　　A. 气喘息粗　　　　　　　　B. 胸闷气喘

　　C. 痰白清稀　　　　　　　　D. 烦躁口渴

　　E. 形寒肢冷

二、名词解释

1. 大肠湿热证

2. 肺气虚证

三、问答题

1. 肺阴虚证与燥邪犯肺证的临床表现有何异同？

2. 痰热壅肺证的临床表现是什么？

3. 大肠湿热的辨证要点如何？

参考答案

一、选择题

1. A　2. B　3. D　4. B　5. B　6. A　7. B　8. ABCE　9. BC

10. BCE

二、名词解释（略）

三、问答题（略）

第三节　脾与胃病辨证

【考点重点点拨】

1. 掌握脾气虚证、脾虚气陷证、脾阳虚证、脾不统血证的概念、临床表现和辨证要点。

2. 掌握湿热蕴脾、寒湿困脾证的概念、临床表现和辨证要点。

3. 掌握胃气虚证、胃阳虚证、胃阴虚证的概念、临床表现和辨证要点。

4. 掌握寒滞胃脘证、胃热炽盛证、食滞胃脘证的概念、临床表现和辨证要点。

5. 掌握胃虚停饮证的概念、临床表现和辨证要点。

6. 熟悉上述证候的病因病机及证候分析。

一、常见病证

（1）脾病：腹胀、腹痛、纳少、便溏、浮肿、出血、内脏下垂等。

（2）胃病：脘痛、恶心、呕吐、嗳气、呃逆等。

二、常见证候

（1）脾病 $\begin{cases} 虚证：脾气虚证、脾虚气陷证、脾阳虚证、脾不统血证 \\ 实证：湿热蕴脾、寒湿困脾证 \end{cases}$

（2）胃病 $\begin{cases} 虚证：胃气虚证、胃阳虚证、胃阴虚证 \\ 实证：寒滞胃脘证、胃热炽盛证、食滞胃脘证 \\ 虚实夹杂证：胃虚停饮证 \end{cases}$

三、常见证候的临床表现及发生机制

（一）脾（胃）气虚证

（1）概念：指脾（胃）气不足，致脾（胃）运化（受纳、腐熟）功能失常所表现的证候。

（2）病因 $\begin{cases} 饮食不调 \\ 劳累过度 \\ 素体虚弱，年老体衰 \\ 久病耗伤脾胃 \end{cases}$

(3) 临床表现
- 病位：脾（胃）
  - 脾（胃）气虚，运化（受纳、腐熟）功能减弱→腹胀纳呆（胃脘隐痛）
  - 食后脾气益困→食后腹胀更甚（胃失和降）→（呕恶嗳气）
  - 脾虚水湿不运，流注大肠→大便溏薄
  - 脾虚水湿不化，浸淫肌肤→肢体浮肿
- 病性：气虚
  - 气虚，推动无力，机体失养→倦怠乏力，少气懒言，消瘦
  - 气虚无力运血，不能上荣于舌、面→面色萎黄，舌淡
  - 鼓动无力→脉缓弱

(4) 辨证要点：腹胀（胃脘隐痛）、纳呆、便溏与气虚见症并见。

（二）脾（胃）阳虚证

(1) 概念：指脾（胃）阳亏虚，失于温运，阴寒内生，致脾（胃）运化（受纳、腐熟）功能失常所表现的证候。

(2) 病因
- 脾胃气虚进一步发展
- 过食生冷
- 误用寒凉药物或攻补太过
- 久病耗伤阳气

(3) 临床表现
- 病位：脾（胃）
  - 脾（胃）阳虚，运化失职（受纳失常）→腹胀，纳呆
  - 阳虚生寒，寒凝气机→脘腹冷痛绵绵，喜温喜按
  - 水饮内停于胃，胃失和降→泛吐清水
  - 水湿不化，流注肠中→便溏
- 病性：阳虚
  - 气虚一般表现
  - 肌肤失于温煦→形寒肢冷
  - 阳虚不能温化水津→口淡不渴
  - 阳虚不化水湿，水湿溢于肌肤→肢体浮肿、尿少
  - 水湿下注，带脉不固→女子带下清稀色白量多
  - 阳虚内寒→舌淡胖有齿痕苔白滑，脉沉迟无力

（4）辨证要点：腹部冷痛、喜温喜按、腹胀纳少、便溏与阳虚见症并见。

（三）脾虚气陷证

（1）概念：脾气虚弱，清阳不升，运化失常所表现的证候，又称中气下陷证。

（2）病因 $\begin{cases}脾气虚进一步发展\\久泻久痢\\劳累过度\\妇女孕产过多，失于调护\end{cases}$

（3）临床表现 $\begin{cases}脾气虚证表现——腹胀，食少，便溏，伴神疲乏力，\\\qquad 少气懒言\\清阳不升，内\\脏下垂的表现\end{cases}$ $\begin{cases}脾虚不能升清，头目失养→头晕目眩\\脾不散精，清浊不分，反注膀胱→\\\qquad 小便浑浊如米泔\\脾虚下陷，升举无权→脘腹坠胀，\\\qquad 便意频数，肛门重坠，或久泻久\\\qquad 痢，或胃、直肠、子宫等脏器下垂\end{cases}$

（4）辨证要点：脘腹坠胀，或久泻久痢，或内脏下垂与脾气虚见症并见。

（四）脾不统血证

（1）概念：指脾气亏虚，统血无权，血溢脉外所表现的证候。

（2）病因 $\begin{cases}久病脾虚\\劳倦过度，损伤脾气\end{cases}$

（3）临床表现 $\begin{cases}脾气虚表现——腹胀，食少，便溏，伴神疲乏力，\\\qquad 少气懒言，面色萎黄，舌淡苔白，\\\qquad 脉细弱\\脾不统血所致慢性出血表现\end{cases}$ $\begin{cases}溢于肠→便血\\溢于膀胱→尿血\\溢于肌肤→肌衄\\溢于齿→齿衄\\冲任不固→妇女月经过\\\qquad 多、崩漏\end{cases}$

（4）辨证要点：脾气虚见症与慢性出血并见。

（五）寒湿困脾证

（1）概念：指寒湿内盛，脾胃受纳、运化功能失常所表现的证候。

（2）病因 $\begin{cases} 感受寒湿之邪：冒雨涉水；气候阴寒潮湿；久居寒冷潮湿 \\ 饮食不节所伤：过食肥甘生冷 \end{cases}$

（3）临床表现 $\begin{cases} 病位：脾 \begin{cases} 脾喜燥恶湿，寒湿困阻脾胃，运化失职→ \\ \quad 纳呆，脘、腹痞闷胀痛，便溏 \\ 胃失和降→泛恶欲吐 \\ 寒湿困阻中阳，肝胆疏泄失职，胆汁外 \\ \quad 溢→身目发黄，色泽晦暗如烟熏 \end{cases} \\ 病性：寒湿 \begin{cases} 湿性重着→肢体困重，头重如裹 \\ 水湿下注，带脉不固→妇女白带量多 \\ \quad 清稀 \\ 水湿泛溢肌肤→肢体浮肿，小便短少 \\ 寒湿内盛→口淡不渴，舌淡胖苔白腻， \\ \quad 脉濡缓 \end{cases} \end{cases}$

（4）辨证要点：脘腹痞闷疼痛、呕恶便溏与寒湿内停见症并见。

（六）湿热蕴脾证

（1）概念：湿热内蕴，脾胃运化、受纳功能失常所表现的证候。

（2）病因 $\begin{cases} 感受湿热之邪 \\ 饮食不节所伤：过食肥甘厚腻；或嗜酒无度 \end{cases}$

（3）临床表现 $\begin{cases} 病位：脾胃 \begin{cases} 湿热蕴结脾胃，运化失司，升降失常→ \\ \quad 脘腹痞闷，呕恶纳呆，便溏 \\ 湿热蕴结脾胃，熏蒸肝胆，胆汁外溢→ \\ \quad 身目发黄，色泽鲜明如橘，皮肤发痒 \end{cases} \\ 病性：湿热 \begin{cases} 湿性重着→肢体困重 \\ 湿热下注→小便黄短，大便溏泄不爽 \\ 湿遏热伏→身热起伏，汗出热不解 \\ 湿热内盛→舌红苔黄腻，脉濡数 \end{cases} \end{cases}$

（4）辨证要点：脘腹痞闷、纳呆、呕恶与湿热内蕴见症并见。

（七）胃阴虚证

（1）概念：指胃阴亏虚，失于濡润和降，虚热内生所表现的证候。

（2）病因 {
饮食不节：过食辛辣温燥食物
药物所伤：过用温燥药物
情志不遂，气郁化火
温热病后期，热盛伤阴
吐泻太过，伤津耗液
}

（3）临床表现 {
病位：胃 {
胃阴不足，虚热内生，胃气不和→胃脘嘈杂，脘痞不舒，隐隐灼痛
胃失濡润，受纳失权→饥不欲食
胃失和降，胃气上逆→干呕呃逆
}
病性：阴虚 {
阴亏津不上承→口燥咽干
肠道失于濡润→大便干结
阴液亏耗→小便短少
阴虚内热→舌红少苔而干，脉细数
}
}

（4）辨证要点：胃脘隐隐灼痛、饥不欲食与阴虚见症并见。

（八）寒滞胃脘证

（1）概念：指寒邪犯胃，胃失和降，气机凝滞所表现的证候。

（2）病因 {
寒邪直中胃腑
过食生冷寒凉
}

（3）临床表现 {
病位：胃 {
寒邪犯胃，气机郁滞，胃失和降→胃脘冷痛，甚则剧痛，得温痛减，遇寒加剧
胃气上逆→恶心呕吐
吐后寒湿可去，气机暂通→吐后痛缓
}
病性：实寒 {
寒不伤津→口淡不渴或口泛清水
寒邪伤阳，机体失于温养→形寒肢冷
阴寒内盛→舌淡苔白滑，脉迟或弦
}
}

（4）辨证要点：脘腹冷痛或剧痛与实寒见症并见。

（九）胃热炽盛证

（1）概念：指胃中火热炽盛，腐熟功能亢进，胃失和降所表现的证候。

（2）病因$\begin{cases}饮食不节：过食辛辣温燥、肥甘油腻之品\\情志不遂：肝郁化火，肝火犯胃\\热邪内犯：致胃热亢盛\end{cases}$

（3）临床表现$\begin{cases}病位：胃\begin{cases}胃热炽盛，胃腑络脉气血壅滞→胃脘灼痛，拒按\\肝经郁火，挟胃气上逆→吞酸嘈杂，呕吐，或食入即吐\\胃中郁热，浊气上逆→口臭\\胃火炽盛，功能亢进→消谷善饥\\胃经络于龈，胃火循经上熏，气血壅滞→牙龈肿痛溃烂\end{cases}\\病性：实热\begin{cases}热伤津液→渴喜冷饮\\肠道失润→便秘\\热盛伤津，小便化源不足→小便短黄\\热伤血络，迫血妄行→齿衄\\内热炽盛→舌红苔黄，脉滑数\end{cases}\end{cases}$

（4）辨证要点：胃脘灼痛、消谷善饥、牙龈肿痛及实热内盛见症并见。

（十）食滞胃脘证

（1）概念：指饮食停滞于胃脘，腐熟和降失职所表现的证候。

（2）病因$\begin{cases}饮食不节，暴饮暴食\\脾胃素虚，饮食不慎，腐熟失职\end{cases}$

$$
(3)\ 临床表现
\begin{cases}
食积胃脘，胃受纳腐熟失职，气机不畅→脘腹胀满， \\
\qquad\qquad\qquad\qquad\qquad\qquad\qquad 疼痛 \\
宿食内停，胃失和降，胃气挟食积浊气上逆→吞酸 \\
\qquad\qquad\qquad\qquad 嗳腐或呕吐酸腐食物 \\
吐后胃气暂得通畅→吐后痛减 \\
食积若下移肠道，肠内腐气充斥，气机不畅→肠鸣， \\
\qquad\qquad\qquad 腹痛，泄泻，泻下物酸腐臭秽 \\
胃中浊气上泛→舌苔厚腻，脉滑
\end{cases}
$$

（4）辨证要点：脘腹胀满或胀痛、嗳腐吞酸、纳呆厌食。

（十一）胃虚停饮证

（1）概念：指胃气虚寒，水液停滞于胃所表现的证候。

$$
(2)\ 病因
\begin{cases}
饮食不节 \\
劳倦内伤，脾胃受损，运化失职
\end{cases}
$$

$$
(3)\ 临床表现
\begin{cases}
病位：胃
\begin{cases}
胃阳亏虚，不能温化精微，饮邪停滞， \\
\quad 气机凝滞→脘腹胀满，喜温喜按 \\
胃受纳腐熟失职→纳呆 \\
饮停于胃不化→可闻脘部振水声 \\
饮随胃气上逆→呕吐清涎
\end{cases} \\
病性：饮邪
\begin{cases}
饮邪内阻，清阳不升→头目眩晕 \\
水饮内停→舌淡苔白滑，脉沉滑
\end{cases}
\end{cases}
$$

（4）辨证要点：脘腹胀满、喜温喜按、胃肠水声辘辘与虚寒见症并见。

四、常见证候的鉴别诊断

（1）脾虚四证的异同点比较

证候	相同表现	不同表现	舌象与脉象
脾气虚	纳少，腹胀，食后尤甚。便溏，肢倦，少气懒言，面色萎黄	或消瘦，或肥胖，或浮肿	舌淡苔白，脉缓弱
脾阳虚		腹部冷痛，喜温喜按，大便稀薄，畏寒肢冷或浮肿尿少，或肢体困重，或带下清稀	舌淡胖有齿痕，苔白滑脉沉迟无力
脾虚气陷		脘腹坠胀，肛门重坠，或久泻脱肛，或子宫下垂，或小便浑浊如米泔，头晕目眩	舌淡苔白，脉弱
脾不统血		各种出血：妇女月经过多或崩漏，便血，尿血，鼻衄、齿衄、肌衄	舌淡苔白，脉弱

（2）湿热蕴脾证与寒湿困脾证的异同点比较

证候	相同表现	不同表现	舌象与脉象
湿热蕴脾	脘腹痞闷，纳呆呕恶，便溏肢重，面目发黄	身热不扬，渴不多饮，便溏不爽，小便短黄，阳黄	舌红苔黄腻，脉濡数
寒湿困脾		腹痛喜暖，口淡不渴，便溏清稀，带下量多清稀，或肢体浮肿，小便短少，阴黄	舌苔白腻或白滑，脉濡缓

巩固与练习

一、选择题

（一）A 型题

1. 脾气虚证与寒湿困脾证的鉴别要点是（　　）

A. 口淡不渴　　　　　　　B. 不思饮食

C. 腹胀便溏　　　　　　　D. 苔白厚腻

E. 脉缓

2. 胃阴虚证最具诊断意义的症状是（　　）

A. 干呕呃逆　　　　　　　B. 饥不欲食

C. 胃脘痞满　　　　　　　D. 口燥咽干

E. 五心烦热

3. 下列各项中，属于脾气虚证与脾阳虚证的主要鉴别症状是（　　）

    A. 气短懒言　　　　　　　　　B. 食欲不振

    C. 面色萎黄　　　　　　　　　D. 大便稀溏

    E. 腹痛喜暖

4. 下列各项中，对诊断脾虚气陷证最有意义的是（　　）

    A. 头晕目眩　　　　　　　　　B. 大便稀溏

    C. 食少腹胀　　　　　　　　　D. 脘腹坠胀

    E. 身倦乏力

5. 患者月经量多，质稀色淡，面色不华，食少便溏，身倦乏力，舌淡脉弱者，宜诊为（　　）

    A. 脾不统血证　　　　　　　　B. 肝血虚证

    C. 气血两虚证　　　　　　　　D. 肾气不固证

    E. 脾气下陷证

（二）B 型题

A. 气短，神疲乏力

B. 气短懒言，畏寒肢冷，脉沉迟无力

C. 头身重困，苔白腻，脉濡缓

D. 胸胁胀痛，抑郁易怒

E. 舌红苔黄腻，脉濡数

6. 寒湿困脾证除纳少腹胀便溏外，还可见（　　）

7. 湿热蕴脾证除纳少腹胀便溏外，还可见（　　）

（三）X 型题

8. 下列各项中，属于胃阴虚证与胃热炽盛证的共见症状的是（　　）

    A. 消谷善饥　　　　　　　　　B. 舌红苔少

    C. 胃脘疼痛　　　　　　　　　D. 便干尿少

    E. 牙龈肿痛

9. 下列各项中，大肠湿热证的主要症状有（　　）

    A. 身目发黄　　　　　　　　　B. 小便赤涩灼痛

    C. 脘痞呕吐　　　　　　　　　D. 里急后重

    E. 下痢赤白

10. 脾不统血证的临床表现有（　　　）

    A. 食少便溏、神疲乏力　　　　　　B. 肢体困重

    C. 便血、肌衄　　　　　　　　　　D. 崩漏

    E. 久痢脱肛

二、名词解释

1. 脾虚气陷证

2. 胃热炽盛证

三、问答题

1. 脾气虚证，脾阳虚证，脾气下陷证，脾不统血证的临床表现有何异同？

2. 湿热蕴脾证与寒湿困脾证的临床表现有何异同？

3. 胃阴虚证和胃热炽盛证的辨证要点分别是什么？

参考答案

一、选择题

1. D　2. B　3. E　4. D　5. A　6. C　7. E　8. CD　9. DE　10. ACD

二、名词解释（略）

三、问答题（略）

第四节　肝与胆病辨证

【考点重点点拨】

1. 掌握肝血虚证、肝阴虚证、血虚生风证、阴虚动风证的概念、临床表现和辨证要点。

2. 掌握肝郁气滞证、肝火炽盛证、肝胆湿热证、寒滞肝脉证、热极生风证的概念、临床表现和辨证要点。

3. 掌握肝阳上亢证、肝阳化风证的概念、临床表现和辨证要点。

4. 熟悉上述证候的病因病机及证候分析。

一、常见病证

（1）肝病：胸胁、少腹胀痛或窜痛、情志抑郁或急躁易怒、头晕胀痛、肢体震颤、抽搐、目干、目涩、月经不调、睾丸疼痛等。
（2）胆病：口苦、发黄、惊悸、失眠及消化异常等。

二、常见证候

（1）肝病 $\begin{cases}\text{虚证：肝血虚证、肝阴虚证、血虚生风证、阴虚动风证}\\\text{实证：肝郁气滞证、肝火炽盛证、肝胆湿热证、寒滞肝}\\\qquad\text{脉证、热极生风证}\\\text{虚实夹杂证：肝阳上亢证、肝阳化风证}\end{cases}$

（2）胆病 实证：胆郁痰扰证。

三、常见证候的临床表现及发生机制

（一）肝血虚证

（1）概念：指肝血不足，两目、爪甲、筋脉等部位失于濡养所表现的证候。

（2）病因 $\begin{cases}\text{生血不足}\\\text{失血过多}\\\text{久病耗伤肝血}\end{cases}$

（3）临床表现 $\begin{cases}\text{病位：肝}\begin{cases}\text{肝血不足，头目与爪甲失养→眩晕，视}\\\qquad\text{物模糊或夜盲，爪甲不荣}\\\text{血虚筋脉失养，或血虚生风→肢麻，关}\\\qquad\text{节拘急，或肢体震颤，或肌肉眴动}\\\text{血海空虚，冲任失养→月经量少、色淡、}\\\qquad\text{愆期，甚则闭经}\end{cases}\\\text{病性：血虚——血虚失荣→面、唇、舌、爪甲色淡,脉细}\end{cases}$

（4）辨证要点：头晕目眩、视物模糊或夜盲、爪甲不荣、妇女月经量少色淡或闭经等与血虚表现并见。

（二）**肝阴虚证**

（1）概念：指肝之阴液亏虚，两目、胁络失于滋养，虚热内扰所表现的证候。

（2）病因 $\begin{cases}情志所伤：气郁化火 \\ 久病伤阴：肝病、温热病后期损伤肝阴 \\ 肾阴亏虚，水不涵木\end{cases}$

（3）临床表现 $\begin{cases}病位：肝\begin{cases}肝阴不足，头目失濡→眩晕，两目干涩，\\ \qquad\qquad\qquad\qquad 视力减退 \\ 阴虚肝脉失养，虚火内灼，疏泄失常→胁\\ \qquad\qquad\qquad\qquad 肋隐隐灼痛 \\ 筋脉失濡，虚风内动→手足蠕动\end{cases} \\ 病性：阴虚\begin{cases}阴虚失于滋养→形体消瘦，口咽干燥，\\ \qquad\qquad\qquad\qquad 舌上少苔，脉细 \\ 虚热内蒸→颧红，五心烦热，潮热，盗\\ \qquad\qquad\qquad 汗，舌红，脉数\end{cases}\end{cases}$

（4）辨证要点：头晕眼花、两目干涩、视力减退，或胁肋隐隐灼痛与阴虚表现并见。

（三）**肝郁气滞证**

（1）概念：指肝失疏泄，气机郁滞所表现的证候，又称肝气郁结证。

（2）病因 $\begin{cases}情志不遂，郁怒伤肝 \\ 其他病邪阻滞，肝失疏泄条达\end{cases}$

（3）临床表现

肝失疏泄，气机郁滞，经气不利→肝经循行部位胀痛：胸胁、乳房、少腹胀满窜痛，善太息

肝失疏泄，不能调畅情志→情志抑郁或易怒

肝郁气滞，冲任失调→月经不调，痛经

气郁生痰，痰气搏结；或气血瘀阻→结节，肿块：梅核气，瘿瘤，

瘰疬，胁下肿块

肝气郁滞→脉弦

（4）辨证要点：肝经循行部位（胸胁，或少腹，或乳房）胀满窜痛、情志抑郁或易怒、脉弦。

（四）肝火炽盛证

（1）概念：指肝火内炽，气火上逆所表现的证候，又称肝火上炎证。

（2）病因 $\begin{cases} 情志不遂，气郁化火 \\ 火热之邪内犯 \end{cases}$

（3）临床表现 $\begin{cases} 病位：肝 \begin{cases} 肝火内灼肝脉→胁肋灼痛 \\ 肝火循经上攻，气血壅滞→头晕胀痛，面红目赤 \\ 热扰神魂，心神不宁，魂不守舍→急躁易怒，失眠多梦 \\ 肝热移胆，循胆经上冲于耳→耳鸣如潮，甚则突发耳聋 \\ 肝火挟胆气上溢→口苦 \end{cases} \\ 病性：实热 \begin{cases} 热盛迫血妄行→吐血、衄血 \\ 火邪灼津→口渴，小便短黄，大便秘结 \\ 里热内盛→舌红苔黄，脉弦数 \end{cases} \end{cases}$

（4）辨证要点：头晕胀痛、面红目赤、急躁易怒，或突发耳鸣耳聋，或胁肋灼痛及火热炽盛见症。

（五）肝阳上亢证

（1）概念：指肝肾阴亏，阴不制阳，肝阳亢扰于上所表现的上实下虚的证候。

（2）病因 $\begin{cases} 肝肾阴虚，肝阳失潜 \\ 恼怒焦虑，气火内郁，暗耗阴津 \end{cases}$

（3）临床表现

- 肝阳上亢，血随气逆，气血上冲于头面→眩晕耳鸣，头目胀痛，面红目赤
- 阳亢，扰动魂、神→急躁易怒，失眠多梦
- 阳亢于上，阴亏于下，水不涵木，上盛下虚→头重脚轻，步履不稳
- 腰为肾之府，肝肾阴亏，筋骨失养→腰膝酸软
- 阴虚阳亢→舌红少津，脉弦有力或弦细数

（4）辨证要点：眩晕、头目胀痛、头重脚轻、面红烦躁、腰膝酸软与阴虚阳亢见症。

（六）肝风内动证

（1）概念：泛指患者出现眩晕欲仆、抽搐、震颤、蠕动等"动摇不定"表现的证候。由于其病因病机不同，又分为肝阳化风证、热极生风证、血虚生风证和阴虚动风证四型。

（2）不同类型肝风内动证的病因病机及临床表现

证型	形成机制	临床表现	
肝阳化风证	肝阳素亢，或肝肾阴虚，阴不制阳而阳亢，日久化风	素有头晕目眩等，突见眩晕欲仆，头摇肢颤，手足麻木，步履不稳，言语不利，或猝然昏倒，半身不遂，舌红，或有苔腻，脉弦细有力	均有动摇之象（眩晕欲仆，抽搐，震颤）
热极生风证	外感温热病，热邪燔灼心肝二经，耗伤津液，筋脉失养	高热，躁扰如狂，神昏，抽搐，项强，角弓反张，牙关紧闭，两目上视或直视，舌红绛，苔黄燥，脉弦数	
阴虚动风证	外感热病后期，或内伤久病，致阴液亏虚，筋脉失养	眩晕，手足震颤、蠕动与肝阴虚症状，舌红少津，脉弦细数	
血虚生风证	内伤杂病，久病血虚，或因急慢性失血过多致营血亏虚，筋脉失养	眩晕，肢麻，震颤，关节拘急，肌肉瞤动，瘙痒与肝血虚症状，舌淡白，脉细或弱	

（3）辨证要点

①肝阳化风证：眩晕欲仆、舌强语謇、口眼㖞斜、步履不稳、半身不遂。

②热极生风证：四肢抽搐、颈项强直、两目上视、角弓反张及邪热炽盛见症。

③血虚生风证：肢体麻木、手足震颤、肌肉眴动及血虚见症。

④阴虚动风证：手足蠕动及阴虚见症。

（七）肝胆湿热证

（1）概念：指湿热蕴结于肝胆，导致肝胆疏泄功能失职所表现的证候。

（2）病因 $\begin{cases} 感受湿热之邪 \\ 嗜食肥甘厚腻，酿生湿热 \\ 脾胃运化失常，内生湿热，阻于肝胆 \end{cases}$

（3）临床表现 $\begin{cases} 病位：肝 \begin{cases} 肝胆疏泄失职，气机不畅→胁肋胀痛 \\ 若气滞致血行瘀阻→胁下痞块 \\ 湿热郁蒸，胆气上溢→口苦 \\ 肝失疏泄，脾胃升降失调，纳运失司→腹部胀满，纳呆，泛呕欲呕，大便不调 \\ 湿热内阻，胆汁泛溢肌肤→身目发黄，色鲜明 \\ 湿热循经下注→阴部瘙痒、湿疹，或阴器肿痛，或带下黄臭 \\ 邪居少阳，枢机不利，正邪相争→寒热往来 \end{cases} \\ 病性：湿热 \quad 湿热内蕴→口干，小便短黄，舌红，苔黄腻，脉滑数 \end{cases}$

（4）辨证要点：胁肋胀痛、厌食腹胀、身目发黄、阴部瘙痒及湿热内蕴见症。

（八）寒滞肝脉证

（1）概念：指寒邪侵袭肝经，寒凝气滞所表现的证候。

（2）病因：寒邪侵袭。

（3）临床表现

病位：肝——寒凝肝脉，经脉收引拘急不通→少腹冷痛，牵引阴部坠胀作痛，或见阴器收缩引痛，或巅顶冷痛

病性：实寒

寒邪阳气阻遏，机体失于温煦→恶寒肢冷

寒凝气血→疼痛遇寒加剧，得热则减

舌淡苔白，脉沉紧或弦紧

（4）辨证要点：少腹、阴部，或巅顶冷痛与寒盛见症并见。

（九）胆郁痰扰证

（1）概念：指胆失疏泄，痰热内扰所表现的证候。

（2）病因：情志不遂，气郁生痰，蕴久化热，痰热互结

（3）临床表现

病位：胆

胆主决断，痰热内扰，胆气不宁→胆怯易惊，惊悸不宁

胆失疏泄，肝胆气机不利→胸胁闷胀，善太息

胆脉络头目，痰热上扰→眩晕耳鸣

胆气上逆→口苦

胆热犯胃，胃气上逆→恶心欲呕

病性：痰热 痰热内盛→舌红苔黄腻，脉弦数

（4）辨证要点：惊悸、失眠、眩晕、口苦欲呕与痰热见症并见。

四、常见证候的鉴别诊断

（1）肝血虚证与肝阴虚证的异同点比较

证候	相同表现	不同表现	舌象与脉象
肝血虚	头晕目眩 视力减退	血虚见症：视物模糊或夜盲、面白无华、爪甲不荣，肢体麻木，月经量少色淡，甚则闭经	舌淡苔白，脉弦细
肝阴虚		阴虚内热见症：两目干涩、面部烘热、五心烦热，潮热盗汗，口咽干燥	舌红少津，脉弦细数

（2）肝火炽盛证与肝阳上亢证的异同点比较

证候	相同表现	不同表现	舌象与脉象
肝火炽盛	眩晕耳鸣，头目胀痛面红目赤，急躁易怒失眠多梦	实热见症：口苦口渴，便秘尿黄，或胁肋灼痛或突发耳鸣耳聋，或吐血、衄血	舌红苔黄燥，脉弦数
肝阳上亢		阴虚阳亢见症：头晕目眩，头重脚轻，步履不稳，腰膝酸软	舌红少津，脉弦有力或弦细数

巩固与练习

一、选择题

（一）A 型题

1. 患者惊悸不寐，烦躁不宁，胸胁胀痛，头晕目眩，舌苔黄腻，脉弦滑者，为（　　　）

    A. 肝胆湿热   B. 肝火上炎

    C. 心肾不交   D. 肝气郁结

    E. 胆郁痰扰

2. 下列各项中，属于肝阴不足表现的为（　　　）

    A. 胸闷喜太息，易怒，五心烦热

    B. 口干口苦，胸胁或少腹胀闷窜痛

    C. 颧红，口咽干燥，胁肋隐痛

    D. 手足蠕动，眩晕耳鸣，夜寐多梦

    E. 眩晕，视物模糊，面唇色淡

3. 下列各项中，<u>不属于</u>血虚生风临床表现的是（　　　）

    A. 肢体麻木   B. 舌红少津

    C. 肌肉瞤动   D. 舌淡脉弱

    E. 头晕目眩

4. 下列各项中，<u>不属于</u>肝胆湿热临床表现的是（　　　）

    A. 黄疸   B. 小便短赤

    C. 睾丸肿胀热痛   D. 舌红苔黄腻

    E. 眩晕舌强

5. 肝阳上亢头痛的特点为 (　　)

　　A. 胀痛　　　　　　B. 重痛　　　　　C. 灼痛

　　D. 窜痛

　　E. 隐痛

（二）B 型题

A. 胁肋窜痛　　　　　　　　　　B. 眩晕耳鸣

C. 手足震颤　　　　　　　　　　D. 乳房胀痛

E. 舌淡苔白

6. 肝阴虚证可见 (　　)

7. 肝阳上亢证可见 (　　)

（三）X 型题

8. 下列各项中，属于引起肝风内动原因的有 (　　)

　　A. 肝气郁结　　　　　　　　　　B. 邪热亢盛

　　C. 肝阴亏损　　　　　　　　　　D. 肝血不足

　　E. 肝阳亢逆

9. 下列各证中，能见到眩晕症状的有 (　　)

　　A. 肝阳上亢证　　　　　　　　　B. 肝血虚证

　　C. 胆郁痰扰证　　　　　　　　　D. 肝气郁结证

　　E. 肝阴虚证

10. 肝火炽盛证与肝阳上亢证的相同症状有 (　　)

　　A. 眩晕头痛　　　　　　　　　　B. 急躁易怒

　　C. 失眠多梦　　　　　　　　　　D. 面红目赤

　　E. 脉弦细数

二、名词解释

1. 肝气郁结证

2. 寒滞肝脉证

三、问答题

1. 肝风内动证有哪些证候类型？各自的表现特点是什么？

2. 肝胆湿热证和湿热蕴脾证的临床表现有何异同？

3. 何谓肝阳上亢证？该证与肝火炽盛证的临床表现有什么异同？

4. 胆郁痰扰证的临床表现是什么？

一、选择题

1. E　2. C　3. B　4. E　5. A　6. B　7. B　8. BCDE　9. ABCE
10. ABCD

二、名词解释（略）

三、问答题（略）

第五节　肾与膀胱病辨证

【考点重点点拨】

1. 掌握肾阳虚证、肾阴虚证、肾精不足证、肾气不固证的概念、临床表现和辨证要点。

2. 掌握肾虚水泛证的概念、临床表现和辨证要点。

3. 掌握膀胱湿热证的概念、临床表现和辨证要点。

4. 熟悉上述证候的病因病机及证候分析。

一、常见病证

（1）肾病：腰膝酸软或疼痛、耳鸣耳聋、发白早脱、牙齿动摇、男子阳痿遗精、精少不育、女子经少、经闭不孕、水肿、呼吸异常、二便异常等。

（2）膀胱病：尿急、尿频、尿痛、尿闭等。

二、常见证候

（1）肾病 { 虚证：肾阳虚证、肾阴虚证、肾精不足证、肾气不固证
虚实夹杂证：肾虚水泛证

（2）膀胱病　实证：膀胱湿热证

三、常见证候的临床表现及发生机制

（一）肾阳虚证

（1）概念：指肾阳气虚衰，温煦失职，气化功能不足所表现的证候。

（2）病因 ┤ 素体阳虚
年高命火虚衰
房劳过度伤肾
其他脏腑久病伤及肾阳

（3）临床表现 ┤

病位：肾 ┤ 腰为肾之府，肾主骨，阳虚不能温养筋脉、腰膝→腰膝酸软冷痛

肾阳虚惫，阴寒内盛，呈本脏之色→面色黧黑

肾主生殖，阳虚生殖功能减退→性欲减退，男子阳痿，女子宫寒不孕

肾阳虚，固摄无权，气化失常→滑精早泄，白带清稀量多，尿频清长，夜尿频多

火不生土，脾失健运→大便稀溏或五更泄泻

病性：阳虚 ┤ 不能鼓舞精神→神疲乏力
温煦失职→畏寒肢冷
阳虚气血不荣舌面→舌淡苔白
阳虚鼓动乏力，尺部属肾→脉沉细无力，尺部尤甚

（4）辨证要点：腰膝酸冷、性欲减退、生殖功能下降与阳虚表现并见。

（二）肾阴虚证

（1）概念：指肾阴精亏损，失于滋养，虚热内生所表现的证候。

（2）病因
- 禀赋不足
- 房事不节
- 久病伤肾，或温热病后期，肾阴耗伤
- 过服温燥之品劫伤肾阴

（3）临床表现

病位：肾
- 肾主骨，生髓，开窍于耳，肾阴不足，筋骨、脑、耳窍失养→腰膝酸软而痛，眩晕耳鸣
- 肾水亏虚，水火不济，致心火偏亢，心神不宁→失眠多梦
- 肾阴不足，相火妄动，精室被扰→男子阳强易举，遗精早泄
- 肾阴亏则经血来源不足→经少或经闭
- 阴虚火旺，迫血妄行→崩漏

病性：阴虚
- 阴虚失于滋养→形体消瘦，口咽干燥，舌上少苔，脉细
- 虚热内蒸→颧红，五心烦热，潮热，盗汗，舌红，脉数

（4）辨证要点：头晕耳鸣、腰膝酸软、遗精、经少等与阴虚表现并见。

（三）肾精不足证

（1）概念：指肾精亏虚，生长发育和生殖功能减退所表现的证候。

（2）病因
- 禀赋不足，先天发育不良
- 后天调养失宜
- 房劳过度
- 久病耗伤肾精

（3）临床表现

①小儿生长发育迟缓——肾精不足，不能生髓充脑，骨骼发育和智力发育迟滞——囟门迟闭，身材矮小，骨骼痿软或智力低下，出现动作迟缓等五迟（立迟、行迟、发迟、语迟、齿迟）、五软（头软、项软、手

软、肌软、口软)。

②生殖功能低下——肾精亏虚,生殖功能低下→男子精少不育,女子经闭不孕。

③成人早衰——肾主骨生髓,发为肾之华,齿为骨之余,肾精亏损,不能充养发、齿及骨骼,髓海空虚——→头发易脱,牙齿动摇,甚至早脱,足胫酸软无力,动作迟钝,耳鸣耳聋,听力下降,健忘恍惚。

(4)辨证要点:小儿生长发育迟缓,成人生殖功能低下、早衰等。

(四)肾气不固证

(1)概念:指肾气亏虚,封藏固摄功能失常所表现的证候。

(2)病因 ⎰ 年幼肾气未充
　　　　 年高肾气亏虚
　　　　 房劳过度
　　　　 久病伤肾

(3)临床表现

病位:肾
- 肾气亏虚,不能充养骨髓、耳窍→腰膝酸软,耳鸣,听力减退
- 肾气不足,膀胱失约→小便频数而清,尿后余沥不尽,遗尿,小便失禁,夜尿频多
- 肾气不足,精关不固→男子滑精、早泄
- 肾气不足,带脉不固→女子带下量多清稀
- 肾气不足,冲任失养,胎元不固→胎动易滑

病性:气虚
- 推动无力,全身功能减退→神疲乏力
- 无力推动血液上荣于舌→舌淡
- 无力鼓动血脉→脉弱

(4)辨证要点:腰酸耳鸣、小便频数清长,或滑精早泄、或带下清稀量多、或胎动易滑等。

(五)肾虚水泛证

(1)概念:指肾阳亏虚,气化无权,水液泛滥所表现的证候。

(2) 病因 $\begin{cases} 久病损及肾阳 \\ 素体虚弱，肾阳亏耗 \end{cases}$

(3) 临床表现 $\begin{cases} 病位：肾 \begin{cases} 肾阳亏虚，腰膝失于温养→腰膝酸软冷痛 \\ 肾阳不足，水液代谢失常，水湿泛溢肌肤 \\ \quad →肢体浮肿，腰以下甚， \\ \quad 按之没指，小便短少 \end{cases} \\ 病性 \begin{cases} 水停水液不化 \begin{cases} 停聚于腹部→则腹部胀满 \\ 水气上逆，凌心射肺→心悸气 \\ \quad 短，咳喘痰鸣 \end{cases} \\ 阳虚 \begin{cases} 阳虚温煦失职→畏寒肢冷 \\ 阳虚无力推动血液上荣于舌，水湿不化 \\ \quad →舌淡胖苔白滑 \\ 阳虚寒凝→脉沉迟无力 \end{cases} \end{cases} \end{cases}$

(4) 辨证要点：水肿、腰以下肿甚等与阳虚见症并见。

（六）膀胱湿热证

(1) 概念：指湿热蕴结膀胱，膀胱气化不利所表现的证候。

(2) 病因 $\begin{cases} 外感湿热，蕴结膀胱 \\ 饮食不节，湿热内生，下注膀胱 \end{cases}$

(3) 临床表现 $\begin{cases} 湿热内蕴，膀胱气化不利，热迫尿道→小腹胀痛， \\ \quad 小便频数，并感急迫灼热疼痛 \\ 湿热蕴结，津液被灼→尿液黄赤短少 \\ 湿热灼伤血络→尿血 \\ 湿热久郁，煎熬尿中杂质结成砂石→尿中可见砂石 \\ 湿热波及肾府→腰痛 \\ 湿热蕴蒸于内→发热，舌红，苔黄腻，脉数 \end{cases}$

(4) 辨证要点：尿频、尿急、尿痛与湿热表现并见。

四、常见证候的鉴别诊断

证候	相同表现	不同表现	舌象与脉象
肾阳虚证	腰膝酸软，生殖或性功能的异常	男子阳痿，妇女宫寒不孕，或五更泄泻，或浮肿，伴形寒肢冷	舌淡胖，苔白滑，脉弱，尺部尤甚
肾阴虚证		头晕耳鸣，失眠多梦，阳强易举，遗精，颧红咽干，潮热盗汗，尿黄，便干	舌红少津，脉细数
肾精不足证		小儿骨骼酸软，男子精少，女子经闭，健忘耳聋，发脱齿摇，动作迟缓，足痿无力，精神呆钝	舌淡，苔白，脉弱
肾气不固证		神疲乏力，耳鸣，听力减退，小便频数而清，余沥不尽，遗尿，小便失禁，滑精早泄，或胎动易滑	舌淡，苔白，脉弱

巩固与练习

一、选择题

（一）A 型题

1. 症见尿道灼痛，尿频尿急，尿有沙石者，属于（ ）
   A. 小肠湿热 　　　　　B. 大肠湿热
   C. 膀胱湿热 　　　　　D. 肝胆湿热
   E. 脾胃湿热

2. 下列各项中，属于肾气不固的表现是（ ）
   A. 咳喘无力 　　　　　B. 经闭不孕
   C. 五更泄泻 　　　　　D. 滑精早泄
   E. 四肢厥冷

3. 下列各项中，属于肾精不足的临床表现有（ ）
   A. 畏寒肢冷 　　　　　B. 健忘耳聋
   C. 遗尿失禁 　　　　　D. 遗精早泄
   E. 肢体浮肿

（二）**B 型题**

A 心悸咳喘，畏寒肢冷，身体浮肿

B 腰酸耳鸣，夜尿频多，小便失禁

C 困重嗜睡，脘痞纳呆，肢体浮肿

D 腰膝酸软，眩晕耳鸣，舌红脉数

E 腰膝酸冷，阳痿不举，性欲淡漠

4. 肾阳虚证可见（　　　）

5. 肾阴虚证可见（　　　）

（三）**X 型题**

6. 肾虚水泛证可见（　　　）

    A. 腰膝酸痛　　　　　　　　　　B. 肢体浮肿

    C. 小便短少　　　　　　　　　　D. 心悸咳喘

    E. 舌苔白滑

二、名词解释

1. 肾精不足证

2. 膀胱湿热证

三、问答题

1. 肾阴虚、肾阳虚、肾精不足及肾气不固四证均可导致生殖或性功能的异常，各有何特点？

2. 肾虚水泛证的辨证要点是什么？

3. 膀胱湿热证的辨证要点是什么？如何与小肠实热证所致小便异常进行鉴别？

参考答案

一、选择题

1. C　　2. D　　3. B　　4. E　　5. D　　6. ABCDE

二、名词解释（略）

三、问答题（略）

第六节 脏腑兼证辨证

【考点重点点拨】

1. 掌握心肾不交证、心脾两虚证、心肝血虚证、心肾阳虚证、心肺气虚证、脾肺气虚证、脾肾阳虚证、肺肾阴虚证、肺肾气虚证、肝肾阴虚证的概念、临床表现和辨证要点。

2. 掌握肝胃不和证、肝火犯肺证的概念、临床表现和辨证要点。

3. 掌握肝郁脾虚证的概念、临床表现和辨证要点。

4. 熟悉上述证候的病因病机及证候分析。

一、常见证候

（1）虚证：心肾不交证、心脾两虚证、心肝血虚证、心肾阳虚证、心肺气虚证、脾肺气虚证、脾肾阳虚证、肺肾阴虚证、肺肾气虚证、肝肾阴虚证。

（2）实证：肝胃不和证、肝火犯肺证。

（3）虚实夹杂证：肝郁脾虚证。

二、常见证候的临床表现及发生机制

（一）心肾不交证

（1）概念：指心肾水火既济失调，虚热内生所表现的证候。

（2）病因 $\begin{cases} \text{情志所伤：思虑过度，或情志抑郁化火，耗伤心肾之阴} \\ \text{久病或房劳耗损：虚劳久病，房劳过度等，致肾阴亏耗，} \\ \qquad \text{虚热上扰心神} \end{cases}$

（3）临床表现

心火亢于上——肾阴不足，水不济火，心火偏亢，扰动心神→心烦失眠，惊悸多梦

肾水亏于下
- 肾阴亏虚，髓海不充→头晕耳鸣，健忘
- 肾阴亏虚，腰膝失养→腰膝酸软
- 阴虚火旺，扰动精室→遗精

阴虚火旺→五心烦热，潮热盗汗，口咽干燥，舌红少苔，脉细数

（4）辨证要点：心烦、失眠、腰膝酸软与虚热表现并见。

（二）心脾两虚证

（1）概念：指心血不足，脾气虚弱所表现的证候。

（2）病因
- 久病耗伤：久病失于调养，或因慢性失血
- 情志劳倦所伤：思虑过度，或劳倦伤脾
- 饮食所伤：饮食失节，脾胃受损

（3）临床表现

心血不足，心失所养，心神不宁→心悸怔忡，失眠多梦，健忘

脾气不足
- 失于健运→纳呆食少，腹胀便溏
- 气虚不能统血→女子月经淋漓不尽，或肌肤紫斑

气血不足
- 不能上荣头面→头晕，面色萎黄
- 不能充养血海→女子月经量少，色淡质稀
- 舌体失濡，脉道失充，鼓动无力→舌淡嫩，脉弱

（4）辨证要点：心悸失眠、纳呆、腹胀、便溏、慢性失血与气血亏虚表现并见。

（三）心肝血虚证

（1）概念：指心肝两脏血液亏虚所表现的证候。

（2）病因
- 生成不足：脾虚化源不足
- 消耗过多：思虑过度，或失血过多，或久病耗损

（3）临床表现 ⟨
- 心血不足 ⟨
  - 心失所养→心悸
  - 心神失养→失眠多梦、健忘
  - 不能上荣头面→眩晕，面色淡白或萎黄
- 肝血不足 ⟨
  - 目失所养→两目干涩，视物模糊
  - 筋脉、爪甲失于濡养→爪甲不荣，肢体麻木或震颤
  - 冲任亏虚→女子月经量少，色淡质稀，甚至经闭
- 血液亏虚，舌体失濡，脉道失充→舌淡，脉细

（4）辨证要点：心悸失眠，目、筋脉、爪甲失于濡养与血虚表现并见。

（四）心肾阳虚证

（1）概念：指心、肾阳气虚衰，温煦无权所表现的证候。

（2）病因 ⟨
- 心阳虚衰，久病及肾
- 肾阳亏虚，气化失权，水气凌心

（3）临床表现 ⟨
- 心阳不足 ⟨
  - 温运无力，血行不畅→唇甲青紫，舌质淡紫
  - 心失温养，心动失常→心悸怔忡
- 肾阳不足 ⟨
  - 气化无权，水液停聚 ⟨
    - 凌心射肺→心悸怔忡，胸闷气喘
    - 泛溢肌肤→小便不利，肢体浮肿
  - 腰膝失其温煦→腰膝酸冷
- 阳气虚衰 ⟨
  - 形体失于温养→形寒肢冷
  - 脏腑功能低下→神疲乏力，朦胧欲睡，脉弱
  - 水湿不化→苔白滑

（4）辨证要点：心悸、腰膝酸冷、水肿与阳虚表现并见。

（五）心肺气虚证

（1）概念：指心肺两脏气虚，功能活动减退所表现的证候。

（2）病因 $\begin{cases} 久病咳喘，耗伤心肺之气 \\ 禀赋不足，或年高体弱，或劳倦耗气 \end{cases}$

（3）临床表现 $\begin{cases} 心气虚弱\quad 心失所养→心悸怔忡，胸闷气短 \\ 肺气虚弱\begin{cases} 肃降无权，气机上逆→咳嗽气喘 \\ 不能输布精微，聚而为痰→痰液清稀 \\ 胸中气机运行不畅→胸闷气短 \\ 卫表不固→自汗 \end{cases} \\ 气虚\begin{cases} 脏腑功能活动减退→神疲乏力，声低懒言 \\ 不能推动血液上荣舌、面→舌淡苔白，面色淡白 \\ 鼓动乏力，心脉之气不续→脉弱或结或代 \\ 动则气虚更甚→动则诸症加重 \end{cases} \end{cases}$

（4）辨证要点：心悸、咳喘、胸闷与气虚表现并见。

（六）脾肺气虚证

（1）概念：指脾肺两脏气虚，功能活动减退所表现的证候。

（2）病因 $\begin{cases} 久咳伤肺，肺虚及脾 \\ 饮食不节，劳倦伤脾，脾病及肺 \end{cases}$

（3）临床表现 $\begin{cases} 脾气虚弱，失于健运→纳呆食少，腹胀，便溏 \\ 肺气虚弱\begin{cases} 肃降无权，气机上逆→咳嗽，气喘，气短 \\ 不能输布精微，聚而为痰→痰液清稀 \\ 不能输布津液，水湿泛溢肌肤→面浮肢肿 \end{cases} \\ 气虚\begin{cases} 全身功能减退→神疲懒言 \\ 不能推动血液上荣舌、面→舌淡苔白，面色淡白 \\ 鼓动乏力→脉弱 \end{cases} \end{cases}$

（4）辨证要点：纳呆、腹胀、便溏、咳喘气短、咯痰清稀与气虚表现并见。

（七）脾肾阳虚证

（1）概念：指脾、肾阳气虚衰，温煦无权所表现的证候。

（2）病因 {
久病，脾肾失于温养
久泄久痢，脾病及肾
寒水久踞，肾病及脾
}

（3）临床表现 {
脾肾阳虚 {
运化失职，关门不利→久泻久痢
五更之时，阳气未复，阴气盛极→五更泄泻
阳虚不能温化水谷→完谷不化
不能温化水液，泛溢肌肤→面浮肢肿，小便不利
下元失于温煦→腰膝及下腹冷痛
}
阳虚 {
形体失于温养→形寒肢冷，面色㿠白
水寒之气内盛→舌淡胖，苔白滑
鼓动无力→脉沉细，或沉迟无力
}
}

（4）辨证要点：腰膝及下腹冷痛、久泻久痢、水肿与阳虚表现并见。

（八）肺肾阴虚证

（1）概念：指肺、肾阴液不足，虚热内扰所表现的证候。

（2）病因 {
久咳伤肺，肺阴及肾
痨虫、燥热耗伤肺阴，病久及肾
房劳过度，肾阴及肺
}

$$（3）临床表现 \begin{cases} 肺阴不足 \begin{cases} 肺失清肃 \rightarrow 咳嗽少痰 \\ 虚热灼伤肺络 \rightarrow 痰中带血 \\ 肺系失于滋养 \rightarrow 声音嘶哑 \end{cases} \\ 肾阴亏虚 \begin{cases} 腰膝失于濡养 \rightarrow 腰膝酸软 \\ 热扰精室 \rightarrow 男子遗精 \\ 阴精不足，精不化血，冲任空虚 \rightarrow 女子月经量少 \\ 阴虚火旺，迫血妄行 \rightarrow 崩漏 \end{cases} \\ 阴虚 \begin{cases} 机体失养 \rightarrow 形体消瘦 \\ 阴虚火旺 \rightarrow 骨蒸潮热，颧红，盗汗 \\ 阴虚内热 \rightarrow 舌红，少苔，脉细数 \end{cases} \end{cases}$$

（4）辨证要点：咳嗽少痰、腰膝酸软与阴虚表现并见。

（九）肺肾气虚证

（1）概念：指肺、肾气虚，降纳无权所表现的证候，又称肾不纳气证。

$$（2）病因 \begin{cases} 久病咳喘，病久及肾 \\ 劳损过度，先天不足，年老体弱 \end{cases}$$

$$（3）临床表现 \begin{cases} 肺肾气虚，肺失其主，肾失摄纳，气不归元 \rightarrow 咳喘无力，呼多吸少 \\ 肺气亏虚 \begin{cases} 津失输布，聚而为痰 \rightarrow 咯痰清稀 \\ 卫表不固 \rightarrow 自汗 \end{cases} \\ 肾气不足 \begin{cases} 腰膝失养 \rightarrow 腰膝酸软 \\ 肾气不固 \rightarrow 尿随咳出 \end{cases} \\ 气虚 \begin{cases} 推动无力，功能下降 \rightarrow 神疲乏力，气短，语声低怯 \\ 不能推动血液上荣舌体 \rightarrow 舌淡 \\ 脉道鼓动乏力 \rightarrow 脉弱 \end{cases} \end{cases}$$

（4）辨证要点：咳喘无力、呼多吸少、腰膝酸软与气虚表现并见。

（十）肝肾阴虚证

（1）概念：指肝、肾阴液不足，虚热内扰所表现的证候。

（2）病因 $\begin{cases} 久病失调 \\ 房劳过度 \\ 情志内伤 \\ 温热病后期，耗伤肝肾之阴 \end{cases}$

（3）临床表现 $\begin{cases} 肝肾阴亏 \begin{cases} 肝络失养\rightarrow胁痛隐隐 \\ 水不涵木，肝阳上扰\rightarrow眩晕 \\ 腰膝失于濡养\rightarrow腰膝酸软 \\ 髓海不充，清窍失养\rightarrow耳鸣，健忘 \\ 虚火内扰精室\rightarrow男子遗精 \\ 虚火上扰心神\rightarrow心烦，失眠多梦 \\ 阴精不足，精不化血，冲任空虚\rightarrow女子月\\ \qquad\qquad\qquad\qquad\qquad\qquad\qquad 经量少 \end{cases} \\ 阴虚 \begin{cases} 口咽失于滋养\rightarrow口咽干燥 \\ 阴虚火旺\rightarrow五心烦热，颧红，潮热盗汗 \\ 阴虚内热\rightarrow舌红，少苔，脉细数 \end{cases} \end{cases}$

（4）辨证要点：胁痛、腰膝酸软、眩晕耳鸣与阴虚表现并见。

（十一）肝脾不调证

（1）概念：指肝失疏泄，脾失健运所表现的证候，又称肝郁脾虚证。

（2）病因 $\begin{cases} 情志不遂，郁怒伤肝乘脾 \\ 饮食、劳倦等致脾失健运，反侮肝木 \end{cases}$

（3）临床表现 $\begin{cases} 肝气郁结 \begin{cases} 肝失疏泄，经气不畅\rightarrow胸胁胀闷窜痛，善\\ \qquad\qquad\qquad\qquad\qquad\qquad 太息 \\ 气机郁结，不能调畅情志\rightarrow情志抑郁或性\\ \qquad\qquad\qquad\qquad\qquad\qquad 情急躁 \end{cases} \\ 肝郁乘脾 \begin{cases} 脾失健运\rightarrow纳呆食少，腹胀便溏 \\ 气滞不畅\rightarrow肠鸣矢气，或腹痛欲泻，泻后\\ \qquad\qquad\qquad 疼痛减轻 \\ 舌淡红，苔白，脉弦 \end{cases} \end{cases}$

（4）辨证要点：胸胁胀闷窜痛、食少、腹胀、便溏等。

（十二）肝胃不和证

（1）概念：指肝失疏泄，胃失和降所表现的证候。

（2）病因 $\begin{cases} 情志不遂，肝郁犯胃 \\ 饮食伤胃，胃病及肝 \end{cases}$

（3）临床表现 $\begin{cases} 肝气郁结 \begin{cases} 肝失疏泄，经气不畅→胸胁胀闷窜痛 \\ 气机郁结，不能调畅情志→情志抑郁或 \\ 　　　　　　　　　　　　　性情急躁 \end{cases} \\ 肝气犯胃 \begin{cases} 胃脘气滞，胃失和降→胃脘胀闷窜痛， \\ 　　　　　　　　　　　　嗳气，呃逆 \\ 木郁作酸→嘈杂泛酸 \\ 舌淡红，苔白，脉弦 \\ 肝郁化火→舌红，苔薄黄，脉弦数 \end{cases} \end{cases}$

（4）辨证要点：胁肋、胃脘胀闷窜痛、嗳气、呃逆等。

（十三）肝火犯肺证

（1）概念：指肝火亢盛，上逆犯肺，肺失清肃所表现的证候。

（2）病因：情志不遂伤肝，气郁化火，或肝经蕴热，上逆犯肺

（3）临床表现 $\begin{cases} 肝火炽盛，上逆犯肺 \begin{cases} 肺失清肃→咳嗽阵作 \\ 炼液成痰→痰黄黏稠 \\ 火灼肺络，迫血妄行→咳血 \end{cases} \\ 肝火炽盛 \begin{cases} 肝经热壅气滞→胸胁灼痛，急躁易怒 \\ 循经上攻头目，气血上逆→头晕头胀，面 \\ 　　　　　　　　　　　　　　红目赤 \\ 热蒸胆气上溢→口苦 \\ 舌红，苔薄黄，脉弦数 \end{cases} \end{cases}$

（4）辨证要点：咳嗽或咳血、胸胁灼痛与实热表现并见。

巩固与练习

一、选择题

（一）A 型题

1. 久病咳喘，呼多吸少，动则加剧，腰膝酸软者，证属（　　）

    A. 心肺气虚   B. 肾不纳气

    C. 肺气虚   D. 肝肾阴虚

    E. 肾气不固

2. 胸胁、脘腹胀满疼痛，食欲减退，便溏不爽，舌苔白腻，脉弦者，宜诊断为（　　）

    A. 肝胃不和证   B. 肝脾不调证

    C. 肝气郁结证   D. 脾虚气陷证

    E. 脾胃气虚证

3. 下列各项中，<u>不属于</u>脾肾阳虚临床表现的是（　　）

    A. 面浮肢肿   B. 耳鸣耳聋

    C. 失眠多梦   D. 五更泄泻

    E. 腰膝酸软

4. 下列各项中，<u>不属于</u>脾肺气虚临床表现的是（　　）

    A. 食欲不振，腹胀便溏   B. 胸闷，善太息

    C. 咳喘短气，痰稀色白   D. 倦怠乏力，少气懒言

    E. 舌质淡，苔白，脉弱

5. 形寒肢冷，脘腹冷痛，纳呆呕恶，大便稀溏，肢体浮肿，腰膝酸软，舌淡苔白滑者，证属（　　）

    A. 脾胃气虚   B. 脾胃阳虚

    C. 脾肾阳虚   D. 寒湿困脾

    E. 寒滞胃肠

（二）B 型题

    A. 面浮足肿   B. 胸胁胀满

    C. 咳嗽痰多   D. 面色萎黄

    E. 舌质淡紫

6. 脾肺气虚证可见（　　）

7. 心脾两虚证可见（　　）

（三）X 型题

8. 下列各项中，属于心脾两虚表现的有（　　）

　　A. 心悸失眠，面色萎黄　　　　　　B. 心悸怔忡，畏寒肢冷

　　C. 眩晕耳鸣，两目干涩　　　　　　D. 神疲食少，腹痛便溏

　　E. 月经量少，色淡质稀

9. 下列各项中，属于肺肾阴虚临床表现的有（　　）

　　A. 声音嘶哑　　　　　　　　　　　B. 失眠多梦

　　C. 男子遗精　　　　　　　　　　　D. 心悸咳喘

　　E. 胸胁胀满

10. 下列各证中，可见周身浮肿，小便不利症状的有（　　）

　　　A. 心肾阳虚　　　　　　　　　　B. 寒湿困脾

　　　C. 肾气不固　　　　　　　　　　D. 脾阳虚

　　　E. 脾肾阳虚

二、名词解释

1. 心肾不交证

2. 肝火犯肺证

三、问答题

1. 肝胃不和证与肝郁脾虚证的证候表现有何异同？

2. 心脾两虚证的本质是什么？其证候表现如何？

3. 脾肾阳虚证的主要表现是什么？

4. 心肺气虚证、肺肾气虚证、肺肾阴虚证、脾肺气虚证、肝火犯肺证均有咳嗽症状，试比较它们之间的不同之处。

参考答案

一、选择题

1. B　2. B　3. C　4. B　5. C　6. A　7. D　8. ADE　9. AC

10. ABDE

二、名词解释（略）

三、问答题（略）

第九章 其他辨证

第一节 六经辨证

【考点重点点拨】

1. 熟悉六经及六经辨证的概念。

2. 熟悉太阳经证（太阳中风证、太阳伤寒证）和太阳腑证（太阳蓄水证、太阳蓄血证）的概念、临床表现和辨证要点。

3. 熟悉阳明经证、阳明腑证的概念、临床表现和辨证要点。

4. 熟悉少阳病证的概念、临床表现和辨证要点。

5. 熟悉少阴寒化证、少阴热化证的概念、临床表现和辨证要点。

6. 熟悉太阴病证、厥阴病证的概念、临床表现和辨证要点。

7. 熟悉上述各证的证候分析。

8. 熟悉传经、直中、合病、并病的概念。

一、六经、六经辨证的概念

（1）六经 $\begin{cases} 三阳：太阳、阳明、少阳 \\ 三阴：太阴、少阴、厥阴 \end{cases}$

（2）六经辨证：指以六经为纲，以六经所属的脏腑经络的病理变化为依据，将外感病发生、发展过程中所表现的不同症状进行分析，并归纳为太阳病、阳明病、少阳病、太阴病、少阴病、厥阴病六类病证，分别从邪正斗争关系、病变的部位、病势的进退及相互传变等方面阐述外感病各阶段的病变特点，以指导临床治疗的一种辨证方法。

二、常见证候的临床表现及证候分析

（一）太阳病证

$$内容\begin{cases}太阳经证\begin{cases}太阳中风证\\太阳伤寒证\end{cases}\\太阳腑证\begin{cases}太阳蓄水证\\太阳蓄血证\end{cases}\end{cases}$$

1. 太阳经证

概念：是指风寒之邪侵袭人体肌表，正邪抗争，营卫失和，以恶寒、脉浮、头痛等为主要表现的证候。

类型：由于感受邪气之不同，体质的差异，太阳经证又有太阳中风证和太阳伤寒证之别。

（1）太阳中风证

①概念：指风邪袭表，卫气不固，营阴外泄，营卫失调所表现的证候。

$$②临床表现\begin{cases}风邪外袭，营卫失调\begin{cases}阳气外浮与邪相争\to脉浮、发热\\肌表失于温煦\to恶风\\肌表不固，营阴不能内守\to汗出\\汗出肌腠疏松，营阴不足\to脉缓\end{cases}\\风邪侵袭肺胃\begin{cases}肺气失宣\to鼻鸣\\胃气失降\to干呕\end{cases}\end{cases}$$

③辨证要点：恶风、发热、汗出、脉浮缓。

（2）太阳伤寒证

①概念：指寒邪袭表，卫阳被遏，营阴郁滞所表现的证候。

$$②临床表现\begin{cases}风寒外束，卫阳被郁，肌肤失于温煦\to恶寒\\正邪相争\to发热\\寒邪外束，腠理闭塞\to无汗\\寒邪凝滞，经气不利\to头身疼痛\\正欲向外而寒邪凝束\to脉浮紧\end{cases}$$

③辨证要点：发热，恶寒，头身疼痛，无汗，脉浮紧。

2. 太阳腑证

概念：是指太阳经证不解，病邪由太阳之表内传膀胱等所表现的证候。

类型：根据病机不同，太阳腑证又分为太阳蓄水证和太阳蓄血证。

（1）太阳蓄水证

①概念：指太阳经邪不解，内传膀胱，导致膀胱的气化不利、水道不通所引起的证候。

②临床表现
$$\begin{cases} \text{太阳经邪未解} \rightarrow \text{发热、恶寒、脉浮} \\ \text{邪热内传入腑，膀胱气化不利，水液停蓄} \rightarrow \text{小便不利，} \\ \qquad\qquad\qquad\qquad\qquad\qquad\qquad \text{小腹胀满} \\ \text{水停而气不化津，津液不能上承} \rightarrow \text{口中烦渴} \\ \text{饮多则水停于胃，胃失和降} \rightarrow \text{水入则吐} \end{cases}$$

③辨证要点：太阳经证表现与少腹满、小便不利并见。

（2）太阳蓄血证

①概念：指太阳经证不解，外邪入里化热，随经深入下焦，热邪与瘀血相互搏结于下焦少腹所引起的病证。

②临床表现
$$\begin{cases} \text{邪热内传，与血搏结于少腹} \rightarrow \text{少腹急结或硬满} \\ \text{瘀热互结，上扰心神} \rightarrow \text{神志异常：如狂、善忘或发狂} \\ \text{邪在血分，膀胱气化未受影响} \rightarrow \text{小便自利} \\ \text{瘀血下行，随大便而出} \rightarrow \text{大便色黑如漆} \\ \text{瘀热内阻，脉道不通} \rightarrow \text{脉沉涩或沉结} \end{cases}$$

③辨证要点：少腹急结或硬满，小便自利，精神如狂，便黑等。

（二）阳明病证

内容
$$\begin{cases} \text{阳明经证} \\ \text{阳明腑证} \end{cases}$$

1. 阳明经证

（1）概念：指邪热亢盛，充斥阳明之经，甚至弥漫全身，但尚未与肠中燥屎互结所表现的证候。

（2）临床表现
- 邪热炽盛，充斥表里→身大热
- 里热炽盛，迫津外泄→大汗出
- 热盛及汗出伤津→大渴引饮
- 热盛，气血沸涌→面赤
- 热盛，扰乱心神→心烦
- 热甚伤津→舌苔黄燥
- 阳热亢盛，正邪剧争→脉洪大

（3）辨证要点：大热，大汗，大渴，脉洪大。

2. 阳明腑证

（1）概念：指燥热之邪由经入腑，与肠中糟粕互结所表现的证候。

（2）临床表现
- 阳明经气旺于日晡→日晡潮热
- 四肢为胃经所主，热腾于中，迫津外出→手足汗出
- 热与糟粕互结肠道，腑气不通→脐腹胀满疼痛而拒按，大便秘结
- 邪热蒸腾，上扰心神→烦躁，不得眠，甚至神昏谵语
- 邪热内炽，津液被劫→舌苔黄燥，甚则焦黑燥裂起芒刺
- 邪热深伏于内，燥屎内结，壅遏气血→脉象沉实

（3）辨证要点：日晡潮热，手足汗出，便秘，腹胀满硬痛，苔黄燥，脉沉实。

（三）少阳病证

（1）概念：指邪犯少阳经，导致少阳枢机不利所表现的证候，为外感病由表入里、由阳转阴的过渡阶段，属半表半里证。

（2）临床表现
- 邪热侵犯少阳胆腑，胆热上炎灼津→口苦，咽干，目眩
- 正邪相争于半表半里之间，邪胜则恶寒，正胜则发热→寒热往来
- 邪郁少阳，经气不利→胸胁苦满
- 胆热犯胃，胃失和降→默默不欲饮食，欲呕
- 邪在少阳，气不条达→脉弦

（3）辨证要点：寒热往来，胸胁苦满，口苦，咽干，目弦，脉弦。

（四）太阴病证

（1）概念：指中焦阳虚气衰，寒湿不运，脾胃功能减弱所表现的证候，为里虚寒证。

（2）临床表现 {
脾胃虚寒，寒湿凝滞，阻塞气机→腹满时痛
寒湿犯胃，胃失和降→呕吐
中阳不振，脾失健运→食欲不振（食不下）、腹泻便溏（自利）
脾虚湿盛→口不渴，舌淡苔白腻，脉沉缓或弱
}

（3）辨证要点：腹满时痛，自利，口不渴等。

（五）少阴病证

内容 {
少阴寒化证
少阴热化证
}

1. 少阴寒化证

（1）概念：指少阴（心、肾）阳气不足，病邪入里，从阴化寒，阳微阴盛的证候。

（2）临床表现 {
少阴阳气衰微，阴寒内盛，失于温养→畏寒蜷卧，精神萎靡，手足逆冷
肾阳虚无力助脾阳以运化→下利清谷
阴寒之气上逆，胃失和降→呕不能食，或食入即吐
阳气虚衰，不能鼓动血行→脉微细欲绝
阴寒盛极，格阳于外→身热反不恶寒，甚至面赤
}

（3）辨证要点：无热畏寒，肢厥，下利，脉微等。

2. 少阴热化证

（1）概念：指少阴阴虚阳亢，病邪从阳化热所表现的证候。

（2）临床表现
- 邪入少阴，从阳化热，灼伤真阴，水不济火，心火亢于上→心烦不寐
- 少阴阴液亏虚，不能濡润咽喉→口燥咽干
- 阴亏火旺→舌尖红少津，脉细数

（3）辨证要点：心烦，不寐，口燥咽干，舌尖红少津，脉细数。

（六）厥阴病证

（1）概念：指以寒热错杂、厥热胜复为主要特征的证候，为上热下寒的寒热错杂证。

（2）临床表现
- 肝气挟邪热上逆→气上撞心，心中疼热
- 邪入厥阴，阴阳交争，寒热错杂火炎于上，灼伤阴津→消渴
- 阴寒趋下，脾失健运，中焦气机逆乱，加之膈上有热→饥而不欲食，强食则吐
- 上热下寒，蛔虫避寒就温→吐蛔

（3）辨证要点：消渴，气上冲心，心中疼热，饥而不欲食，食则吐蛔。

三、六经病证的传变

（1）传经
- 循经传：六经循序相传者，即太阳病——阳明病——少阳病——太阴病——少阴病——厥阴病
- 表里传：相互表里的两经相传，如太阳之邪不解，内传少阴等
- 越经传：隔一经或两经以上相传者，如太阳之邪，不传阳明、少阳而传于太阴等

（2）合病：两经病或三经病同时发生者，如太阳病与阳明病同时出现，为"太阳阳明合病"。

（3）并病：凡一经之病，治不彻底；或一经之证未罢，又见他经证候者。

（4）直中：病邪不经太阳、阳明、少阳而开始发病即为三阴病者。

巩固与练习

一、选择题

（一）A 型题

1. 日晡潮热，腹胀痛拒按，大便秘结，狂乱谵语，舌苔黄厚干燥，脉沉迟者，证属（　　　）

    A. 真寒假热证　　　　　　　　B. 真热假寒证

    C. 阳明经证　　　　　　　　　D. 阳明腑证

    E. 寒热错杂证

2. 下列各项中，属于太阴病证临床表现的是（　　　）

    A. 脉微细　　　　　　　　　　B. 饥不欲食

    C. 四肢厥冷　　　　　　　　　D. 时腹自痛

    E. 下利清谷

（二）X 型题

3. 少阴热化证的病人可出现（　　　）

    A. 但欲寐　　　　　　　　　　B. 心烦不得卧

    C. 食入即吐　　　　　　　　　D. 口燥咽干

    E. 饥不欲食

二、名词解释

1. 直中

2. 并病

三、问答题

1. 太阳伤寒证和太阳中风证的症状鉴别要点是什么？

2. 太阳蓄水证和太阳蓄血证的症状鉴别要点是什么？

3. 阳明腑实证的辨证要点如何？

4. 厥阴病证的病机是什么？

5. 试述传经、直中、合病、并病的概念。

参考答案

一、选择题

1. D 2. D 3. BD

二、名词解释（略）

三、问答题（略）

第二节 卫气营血辨证

【考点重点点拨】

1. 熟悉卫气营血辨证的概念。

2. 熟悉卫分证、气分证、营分证、血分证的概念、临床表现和辨证要点。

3. 熟悉上述各证的证候分析。

一、卫气营血辨证的概念

是指以卫、气、营、血为纲，将温病发生及演变过程中不同阶段所表现的证候归纳为卫分证、气分证、营分证、血分证四类，分别从邪正关系、病变部位、病势进退及传变等方面阐述外感温热病各阶段的病变特点，以指导临床治疗的一种辨证方法。由清代叶天士创立。

二、常见证候的临床表现及证候分析

（一）卫分证

（1）概念：指温热病邪侵犯人体肌表，导致肺卫功能失调而引起的证候，是温热病的初期阶段。

（2）临床表现

温热之邪
- 侵袭肌表，卫为邪郁→发热，微恶风寒
- 上犯于肺，肺失宣降，肺气上逆→咳嗽
- 上灼咽喉，气血壅滞→咽喉红肿疼痛
- 上扰清窍→头痛

在肺卫之表，津伤不重→口微渴，舌边尖红，脉浮数

（3）辨证要点：发热，微恶风寒，舌边尖红，脉浮数。

（二）气分证

（1）概念：指温热病邪内入脏腑，正盛邪实，阳热亢盛而引起的证候。

（2）临床表现

里热炽盛
- 正邪剧争→发热、恶热、不恶寒
- 迫津外泄→汗出
- 灼伤津液→口渴
- 扰乱心神→心烦
- 气血沸涌→舌红苔黄

或兼有
- 邪热壅肺，肺失清肃→咳嗽，喘促，胸痛，咯吐黄稠痰
- 热扰胸膈，心神不宁→心烦懊憹，坐卧不安
- 热结胃肠，胃失和降，腑气不通，上扰心神→腹胀满疼痛拒按，便秘，日晡潮热，汗出，甚至谵语
- 热郁于胆，枢机不利→胁痛，口苦，干呕，脉弦数

（3）辨证要点：发热不恶寒，反恶热，汗出，口渴，心烦，舌红苔黄，脉数等。

（三）营分证

（1）概念：指温热病邪内陷，劫灼营阴，扰乱心神所导致的证候。

（2）临床表现
- 灼伤营阴，阴虚阳亢→身热夜甚
- 邪热入营蒸腾营阴上潮于口→口干但不甚渴饮
- 内扰心神→心烦不寐，甚或神昏谵语
- 热窜血络→斑疹隐隐
- 热势蒸腾，营阴被劫→舌红绛、脉细数

（3）辨证要点：身热夜甚，心烦或谵语，舌红绛，脉细数等。

（四）血分证

（1）概念：指温热病邪深入阴血，扰动心神，劫灼肝肾之阴，导致动血、动风、耗阴所产生的证候。

（2）临床表现

①灼伤阴血，内扰心神→热夜甚，烦热躁扰，神昏谵语，舌质深绛，脉细数。

②迫血妄行→斑疹显露色紫黑及出血（吐血，衄血，尿血，便血等）。

③邪热入血燔灼筋脉，引动肝风→发热，四肢抽搐、颈项强直、角弓反张、双目上视、牙关紧闭、脉弦数。

④久羁不去，劫灼肝肾之阴，阴虚内热→持续低热、暮热朝凉、五心烦热、口咽干燥、神倦、耳聋、形瘦、舌红少津、脉象细数。

⑤虚风内动→手足蠕动、瘛疭。

（3）辨证要点：身热夜甚，昏狂谵妄，斑疹紫黑，出血，动风，舌深绛，脉细数。

三、卫气营血病证的传变

（1）顺传：病变多从卫分开始，依次传入气分、营分、血分。体现了病邪由表入里、由浅入深，病情由轻而重、由实转虚的传变过程。

（2）逆传：邪入卫分后，不经过气分阶段而直接深入营分、血分。是顺传规律中的一种特殊类型，是病情变化较快、较重的表现。

（3）其他：病初起不见卫分证候，而见气分或营分证候；卫分证未罢，又兼见气分证，而致卫气同病；气分证尚存，又出现营分证或血分证，形成气营两燔或气血两燔。

巩固与练习

一、选择题

（一）A 型题

1. 发热，不恶寒反恶热，心烦口渴，舌红苔黄，脉数者，宜诊断为（　　）

    A. 少阴热化证　　　　　　　　B. 卫分证

    C. 气分证　　　　　　　　　　D. 营分证

    E. 血分实热证

2. 持续低热，暮热早凉，手足蠕动者，宜判断为（　　）

    A. 厥阴病证　　　　　　　　　B. 阳明病证

    C. 少阴病证　　　　　　　　　D. 营分病证

    E. 血分病证

（二）X 型题

3. 血分证候的临床表现有（　　）

    A. 暮热朝凉　　　　　　　　　B. 神昏谵语

    C. 烦渴下利　　　　　　　　　D. 舌上少津

    E. 口燥咽干

二、名词解释

1. 顺传

2. 逆流

三、问答题

1. 卫分证的辨证要点是什么？

2. 气分证与哪些脏腑有关？其症状特点如何？

3. 营分证的辨证要点是什么？

4. 血分证的病机特征如何？

参考答案

一、选择题

1. C　2. E　3. ABDE

二、名词解释（略）

三、问答题（略）

第三节　三焦辨证

【考点重点点拨】

1. 熟悉三焦辨证的概念。

2. 熟悉上焦病证、中焦病证、下焦病证的概念、临床表现和辨证要点。

3. 熟悉上述各证的证候分析。

一、三焦辨证的概念

是依据《内经》关于三焦部位的概念，结合温病过程中的病理变化及传变规律，将温热病的证候归纳为上、中、下三焦病证，以指导临床治疗的一种辨证方法。由清代吴鞠通创立。

二、常见证候的临床表现及证候分析

（一）上焦病证

（1）概念：指温热病邪侵袭肺卫及陷入心包所表现的证候。

（2）临床表现

温热之邪 ┤

  侵袭肺卫 ┤
- 侵袭肌表，卫为邪郁→发热，微恶风寒
- 上犯于肺，肺失宣降，肺气上逆→咳嗽
- 热蒸津液外泄→汗出
- 上扰清窍→头痛
- 在肺卫之表，津伤→口渴，舌边尖红，脉浮数

  入里犯肺 ┤
- 邪热壅肺，肺失宣降→咳嗽，喘促
- 温热之邪里热炽盛，耗伤津液→但热不寒，口渴，汗出
- 里热炽盛→舌红苔黄，脉数
- 肺卫热邪不解而内陷心包，扰乱神明→神昏谵语或昏愦不语

  邪陷心包 ┤
- 神明被扰，舌失主宰→舌謇或不语
- 邪热内闭，阳气被遏→身热而肢厥
- 里热炽盛→舌质红绛

（3）辨证要点

风热在表：发热，微恶风寒，咳嗽，脉浮数。

邪热壅肺：发热，咳喘，口渴，汗出，舌红苔黄、脉数。

邪陷心包：高热，神昏谵语，舌謇肢厥，舌质红绛。

（二）中焦病证

（1）概念：指温热之邪从上焦传至中焦，脾胃二经受病所引起的证候。

（2）临床表现 ┤

  阳明燥热证 ┤
- 胃热津伤→身热面赤，日晡益甚，汗出，口渴，口干咽燥
- 燥屎内停→便秘腹满
- 邪热壅盛，气机不畅→呼吸气粗
- 邪热壅盛，灼伤津液→苔黄，或焦黄起芒刺
- 热盛，气血沸涌→脉洪数或沉实有力

  太阴湿热证 ┤
- 湿遏热伏，郁阻中焦→午后发热，身热不扬，汗出不解
- 脾气受困，升降失常，气机阻滞→胸脘痞闷，泛恶欲吐，大便溏泄或不爽
- 湿性重着，滞留肌腠→头身重痛
- 湿热内蕴→舌苔黄腻、脉濡数

（3）辨证要点

阳明燥热：身热，渴饮，腹满，便秘，苔黄燥，脉沉实等。

太阴湿热：身热不扬，脘痞呕恶，头身困重，苔黄腻，脉濡数。

（三）下焦病证

（1）概念：指温热之邪传至下焦，久留不退，劫灼肝肾之阴所形成的证候。

（2）临床表现

温病后期，
肝肾阴虚
- 机体失于濡养→口燥咽干，神疲耳聋，少苔，脉虚
- 虚热内生→身热颧红，手足心热甚于手足背，心烦不寐，舌绛，脉数
- 筋脉失养，虚风内动→手足蠕动，或瘛疭，心中憺憺大动

（3）辨证要点：身热，神倦，耳聋，颧赤，手足蠕动，舌绛少苔，脉虚数。

三、三焦病证的传变

（1）顺传：病证由上焦手太阴肺开始，传入中焦，进而传入下焦。标志着病情由浅入深、由轻到重的发展过程。

（2）逆传：病邪由肺卫传入手厥阴心包，出现邪陷心包的证候。表明邪热炽盛，病情危重。

（3）其他：如上焦病证未罢，又出现中焦病证；或发病则为中焦病证等。

巩固与练习

一、选择题

B 型题

A. 身热神疲

B. 发热恶寒

C. 头胀身重

D. 小便不利

E. 脉象沉涩

1. 上焦病证的临床表现，可见（　　　）

2. 下焦病证的临床表现，可见（　　　）

二、问答题

1. 上焦病证的类型与各自的表现特点如何？

2. 中焦病证的类型与各自的表现特点如何？

3. 下焦病证的辨证要点是什么？

㊣考㊣答㊣案

一、选择题

1. B　2. A

二、问答题（略）

第四节　经络辨证

【考点重点点拨】

1. 熟悉经络辨证的概念。

2. 熟悉各经脉病证的特点。

一、经络辨证的概念

是以经络学说为理论依据，对病人的症状、体征进行分析、归纳，以判断病属何经、何脏、何腑，并进而确定发病原因、病变性质及病机的一种辨证方法。

二、各经脉病证特点

（一）十二经脉病证

（1）症状表现多与其循行部位有关，如足太阳膀胱经受邪，可见项背、腰脊、尻、腘窝、足跟和足小指等处疼痛。

（2）脏腑病证与其经脉所属部位的症状常相兼出现，如手太阴肺经受病，除循行部位症状，又见咳嗽、喘促、胸满等肺脏症状。

（3）一经受病可影响其他经脉，如脾经病可见胃脘疼痛、食后作呕等胃经症状。

（二）奇经八脉病证

（1）督脉、任脉、冲脉、带脉：前三脉皆起于小腹而与肾、肝、命门密切相关。带脉环腰一周，总束诸脉。其病多为生殖功能障碍及阴阳气血失调，如妇女月经不调、不孕、滑胎赤白带下，男子阳痿、遗精、早泄、不育等。

（2）阳跷、阴跷：可使肢体运动健捷，其病多为肢体痿痹无力、运动障碍。

（3）阳维、阴维：阳维系诸阳经，其病多见寒热等；阴维系诸阴经，其病多见心胸、脘腹、阴中疼痛等。

第十章 病历书写

【考点重点点拨】

1. 掌握病历及病历书写的概念；熟悉病历的意义。
2. 熟悉病历的类别。

一、病历与病历书写的概念

1. 病历　是指医务人员在医疗活动过程中形成的文字、符号、图标、影像、切片等资料的总和，是病人的诊疗档案。

2. 病历书写　是指医务人员通过问诊、查体、辅助检查、诊断、治疗、护理等医疗活动获得有关资料，并进行归纳、分析、整理形成医疗活动记录的行为。

二、病历的意义

意义 {
是临床诊疗的原始档案,是复诊、转诊、会诊的重要资料和依据
是解决医疗纠纷、判定法律责任、医疗保险等事项的重要资料和依据
是考察医院管理水平、医务人员学术水平和工作态度的重要指标之一
是临床科研不可欠缺的原始材料
是临床医生的重要学习资料

三、病历的类别

病历包括门（急）诊病历和住院病历两大类。病历书写的具体内容和要求，应依照 2002 年《中医、中西医结合病历书写基本规范（试行)》的规定。